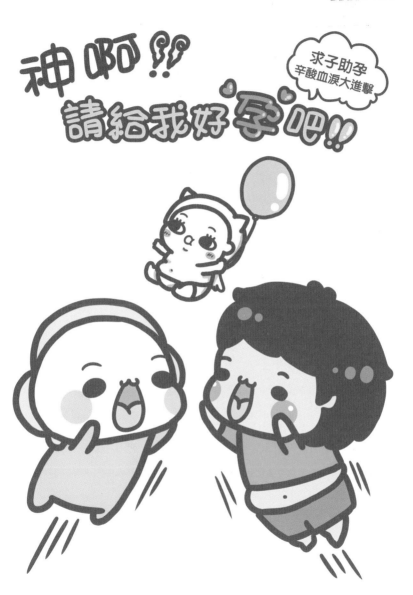

神啊!! 請給我好孕吧!!

求子助孕
辛酸血淚大進擊

圖文／耍花招

前言

耍花招一開始其實是畫正能量的圖，結婚後生活的重心都放在家庭，慢慢的就畫跟老公相處的趣事，婚後倆人也一直想要有孩子也很努力，但過程總是不順利，也遇到讓人心痛難過的事，把事情分享出來後，才知道原來有這麼多人有同樣的遭遇，於是希望透過這本書把我所遇到的狀況，試過的求孕方法跟大家說，花公曾對我說「妳又還沒懷孕，出求子的書好嗎?」我也曾經這樣想，覺得沒懷孕出這本書很沒說服力，但後來我說：「這些方法用在我身上沒效，但不代表其它人沒效啊，如果有人因為用這本書的方式而成功懷上孩子，我會非常開心，我想幫助更多人，所以我一定要畫完這本書。」

希望看完這本書想求孕的人，都能順利懷上健康的孩子，也想對求孕的夫妻說：「你們並不孤單，相信總有一天，我們都能當上爸媽，都能過上父親節、母親節，讓我們養好身體早日迎接他的到來。」

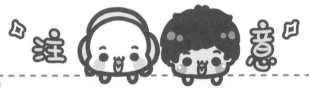

本書裡所寫的助孕方式，都是有詢問過醫師才去嘗試的，每個人體質不同，要嘗試前，請先詢問過自己的醫師適不適合喔！

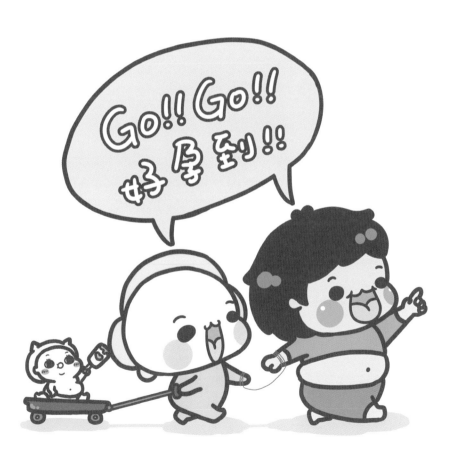

目錄

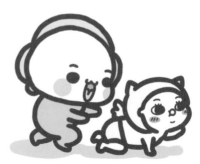

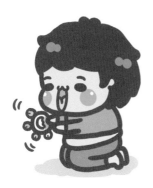

角色介紹

耍花招

巨蟹座超級顧家的好女人
有點天兵粗線條還有點健忘症
喜歡沒事鬧老公增加夫妻情趣
現在爲了懷孕拚命努力中

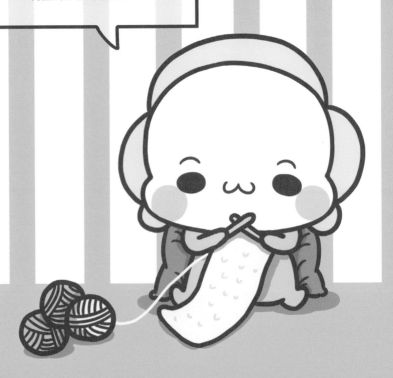

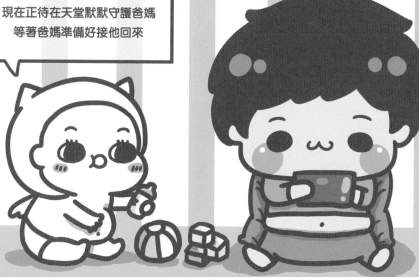

花公

牡羊座嘴賤又溫柔的傲嬌好老公
以前很瘦婚後暴肥尤其是肚子
喜歡沒事就躺著玩電動氣死老婆
現在跟老婆一起努力懷孕中

溫心

年齡0歲
是個還來不及出世的孩子
現在正待在天堂默默守護爸媽
等著爸媽準備好接他回來

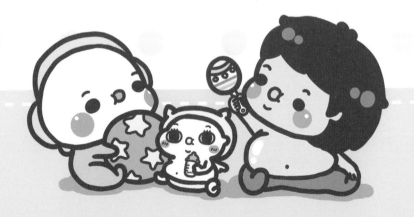

CHAPTER 1

一下天堂一下地獄
流淚也救不回的心痛

我一直以爲只要不戴套就會懷孕

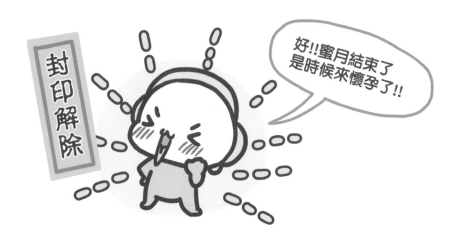

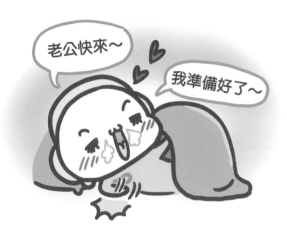

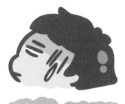

然而事情不是我想的這麼簡單

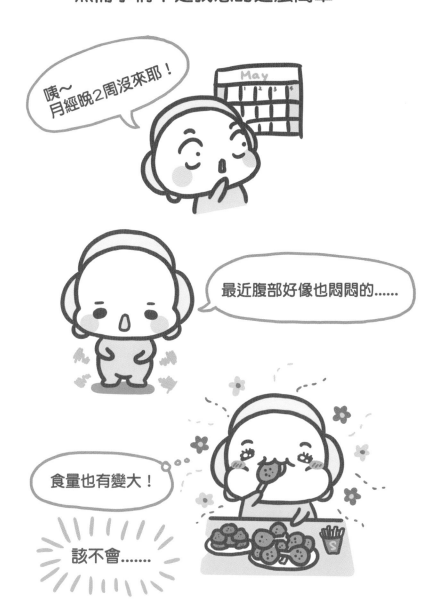

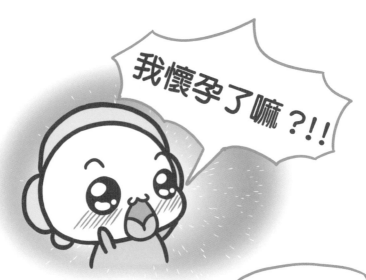

我懷孕了嘛?!!

老公我好像有了!

最好是啦～

真的啦!!

驗孕棒拿來給我看。

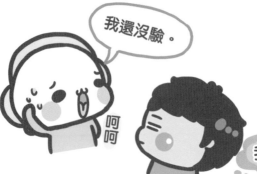

我還沒驗。

呵呵

我就知道!!

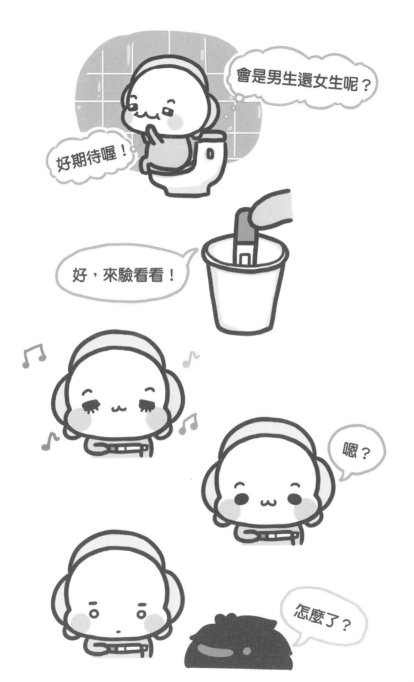

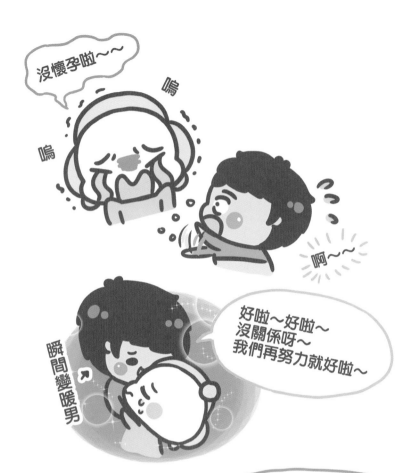

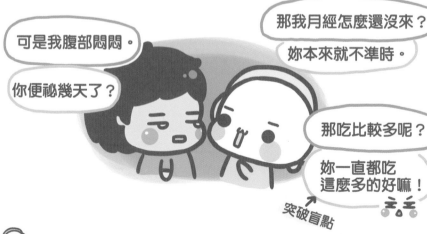

後來試了幾個月還是都沒消息

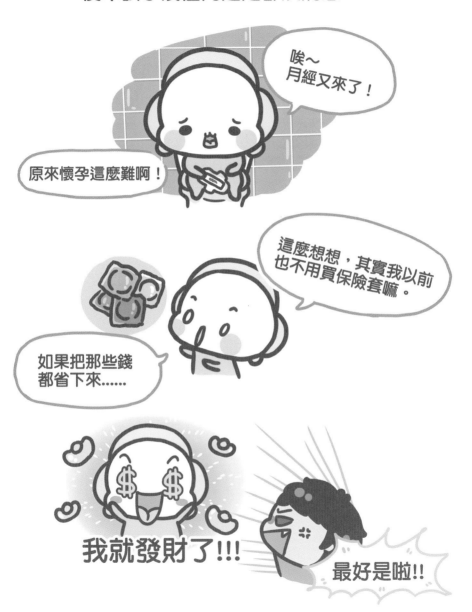

唉～
月經又來了！

原來懷孕這麼難啊！

這麼想想，其實我以前也不用買保險套嘛。

如果把那些錢都省下來......

我就發財了!!!

最好是啦!!

其實我是月經很不準時的人，
所以也很難抓排卵時間，
在試了幾個月都沒懷孕後，
我們找上了醫生......

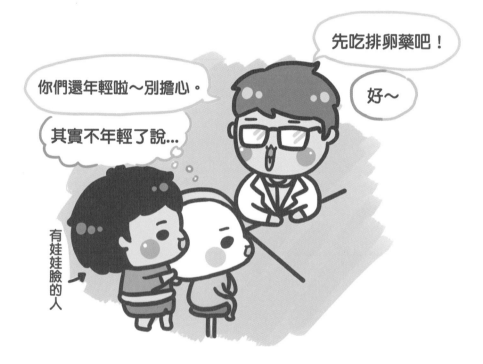

又經過四、五周後...

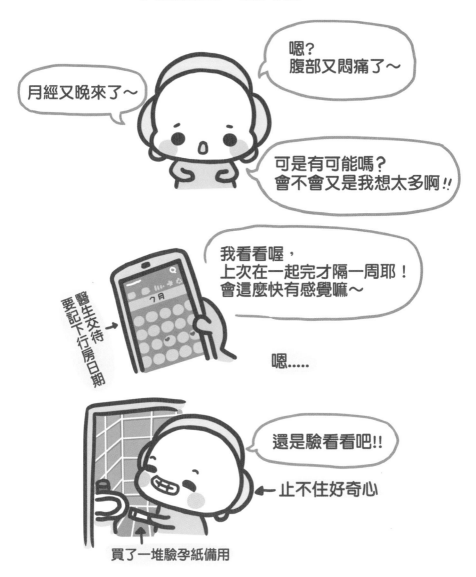

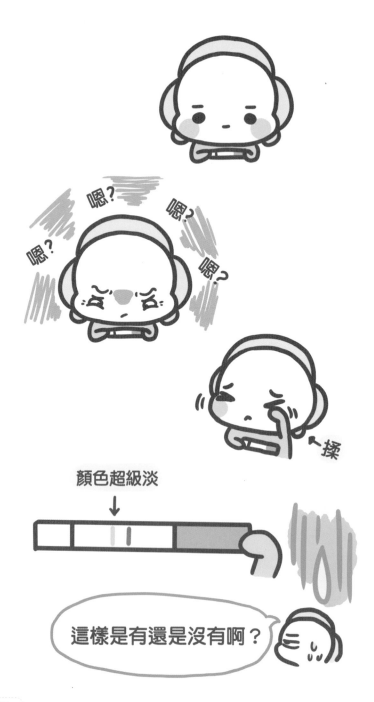

亂猜也不是辦法，
決定還是交給專業的來判斷吧！

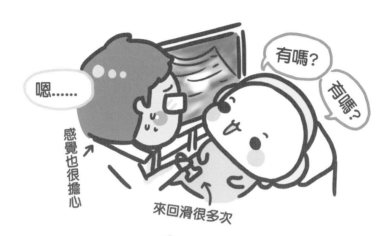

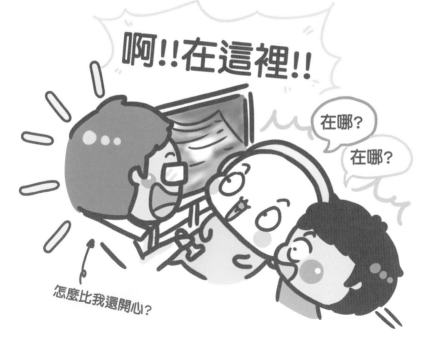

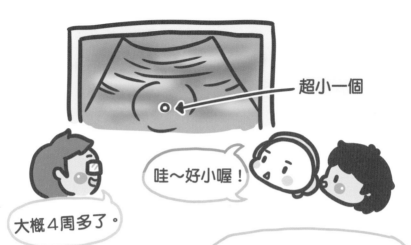

超小一個

哇～好小喔！

大概4周多了。

嗯？不可能啊！！
我們才行房完隔一周多耶。

孩子是我的嗎？

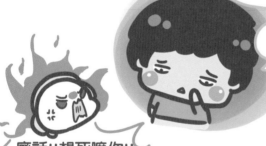

廢話!!想死嘛你!!

我們是從最後一次
月經開始第一天算喔～
所以會比受孕日多2周啦！

呼～
差點害人離婚。

喔～原來如此

啪

啪

（拍什麼手啊？）

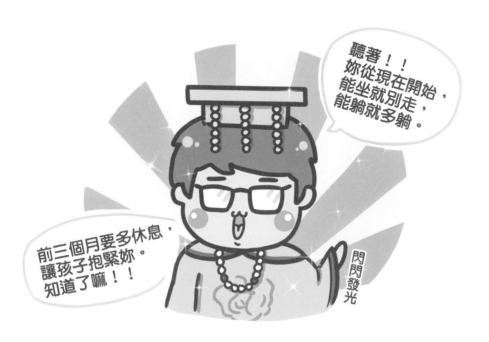

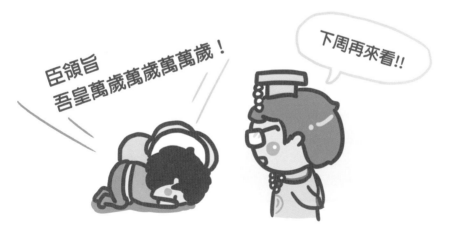

醫命不可違，
我一定躺好躺滿！廢到天荒地老！

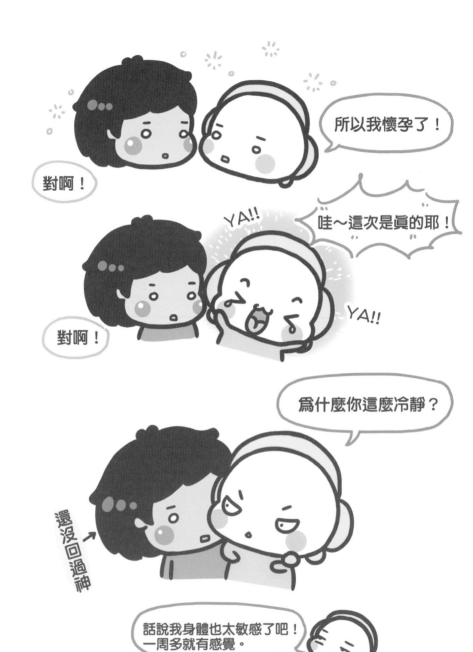

然後接下來的每一天，
我都對著肚子裡的寶寶說......

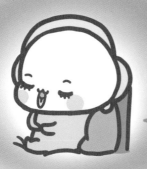

寶寶你要健康要平安！
還要抱緊媽媽喔～
每天都要長大，
爸爸媽媽都很愛你喔！

然後每天想像他在肚子裡的樣子......

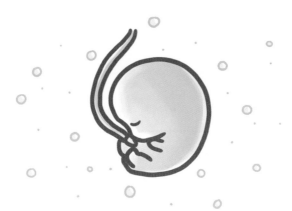

期待每一次產檢可以看見寶寶的機會！

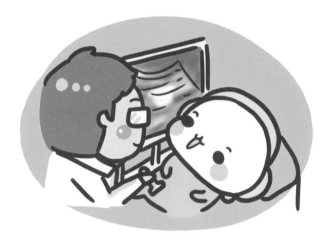

眞的眞的好感謝老天爺給了我這麼棒的禮物！

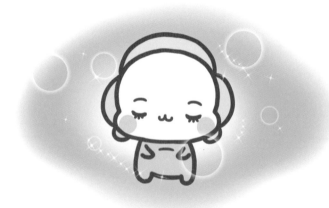

就這樣帶著幸福的心情到了第六周，
準備可以聽到寶寶心跳的產檢。

我拿著手機滿心期待的，
想把寶寶第一聲心跳聲錄下來。

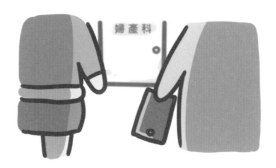

可是醫生卻對我說......

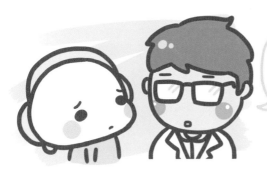

寶寶還沒有心跳喔！
有些人會晚一些，
別擔心～下周再看看。

不用擔心，
下周一定可以聽到！

嗯～

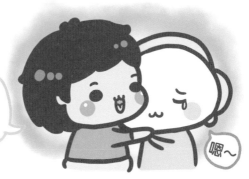

我想，可能只是比別人慢了點，
不要亂想了。

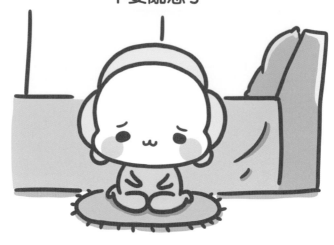

沒事的，
別自己嚇自己，
下周會聽到的。

我安慰著自己，
然後終於等到了第七周產檢⋯⋯

但產檢時，
醫生又對我說......

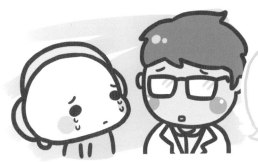

嗯…還是沒心跳，
如果下周還是沒有，
可能就是胚胎萎縮了，
再等一周看看......

我聽了心裡很難過，
但我還是為我們打氣，
我摸著肚子跟寶寶說。

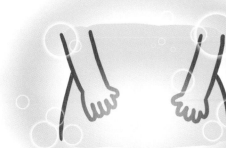

寶寶沒關係，媽媽相信
你只是比別人慢了點，
媽媽會等你的。

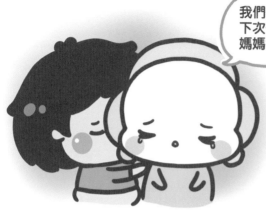

我們一起加油，下次！
下次一定會聽到你的心跳的，
媽媽很愛你，媽媽相信你。

接下來的這一周，
我每天不停的祈禱。

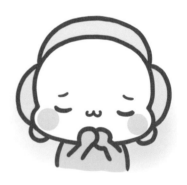

上網查了很多資訊，安慰著自己，
也有很多人是之前沒聽到心跳，
後來才聽到心跳的寶寶。

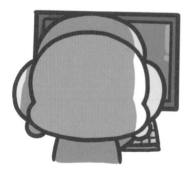

我一直安慰著自己往好方向想，
但等待的這一周真的過的好慢好煎熬......

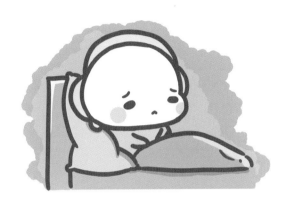

終於到了第八周產檢，
我對著肚子裡的寶寶說......

寶寶加油喔！
你可以的！！

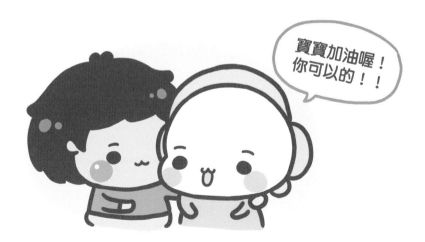

但是......
醫生卻還是看著我們說......

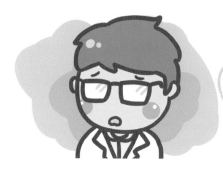

你的寶寶沒有心跳。

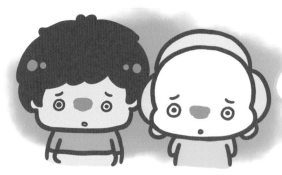

胚胎確定萎縮了。

失魂的我，
離開診間......

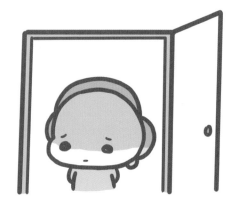

看著椅子上其他開心的孕婦，

我安靜的坐在位置上，
看著地板......

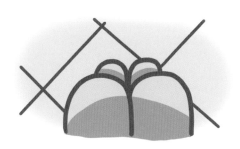

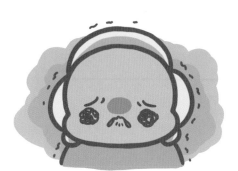

眼淚不停的在眼眶裡打轉，
我強忍著不讓自己哭出來。

一直到老公對我說......

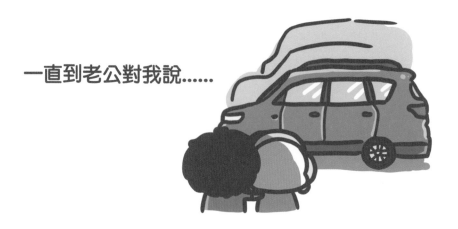

別難過了。

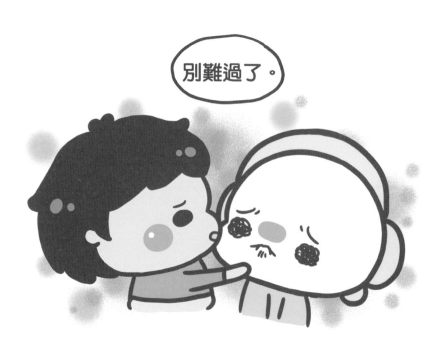

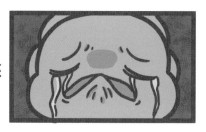

我的眼淚，終於忍不住流下來

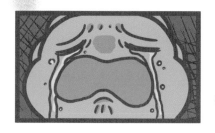

我崩潰的放聲大哭......

我不停的責怪自己，
是不是我哪裡做錯了？
是不是我犯了什麼禁忌？

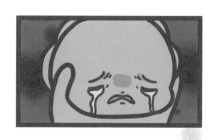

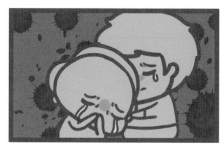

不然為什麼老天爺給了我孩子，
又要這麼殘忍的從我身邊帶走他，
為什麼....為什麼…
我不停的問自己…為什麼…

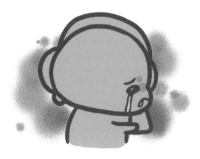

我好難過好難過......

每天只能無助的流著眼淚，
多麼希望這一切不是真的。

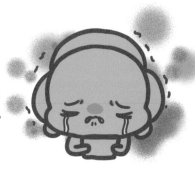

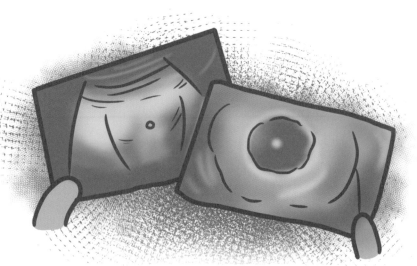

但...我...始終改變不了這個殘酷的事實。

事情又經過了兩周，
寶寶離開了⋯⋯手術結束的當下，
我又抱著老公哭了很久很久⋯⋯

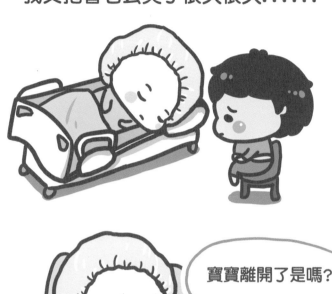

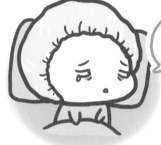

寶寶離開了是嗎？

嗯⋯

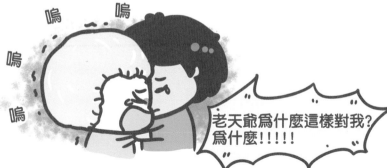

嗚 嗚

嗚

嗚

老天爺為什麼這樣對我?
為什麼!!!!!

我雖然很難過，
但還是收拾好心情，對著天上的寶寶說......

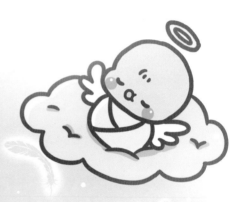

温心：

媽媽知道你累了，

你先在天堂休息一下，

等媽媽調理好身體，

準備好溫暖的床再接你回來，

你再來當媽媽的孩子好嗎？

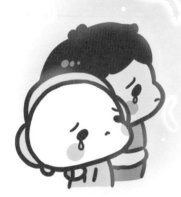

事情過了一段時間了，
我沒辦法說我沒事，
傷痛永遠都在，事情發生後，
我才知道這世界上有許多人跟我一樣，
我想對你們說，你們的痛我能懂，
雖然無法跟你說不要難過，
但我想對你們說，孩子的離開，
我們會難過會不捨，
但想一想身邊愛你的人，
同樣的也會擔心你捨不得你，
爲了他們，也爲了要接回孩子，
我們一定要振作，努力的調養好身體，
讓自己心情放鬆，寶寶會回來的，
我深深相信著，
你們也要相信自己，
然後我也想對那些會傷害孩童的你們說，
你們所不珍惜的，
是別人期期盼盼想擁有的，
希望看完這故事能讓你們心中有所悔改，
也希望能讓這個世界少一點傷痛，
最後將這故事獻給跟我同樣經歷的你們跟我的孩子，
「溫心」，愛你的爸媽。

小月子

小產雖然不是像生小孩一樣，

但畢竟是從自己身上失去了心頭肉，還是會有傷害的，

不管是自然流產或是人工流產都要坐小月子，

要好好調養好身體才能再次把寶寶健康的接回來，

當然小月子可以不用這麼嚴格，建議坐大約2~3周就可以了，

但因為我期間發現沒排乾淨，又去醫院動了一次子宮手術，

所以我的小月子有坐滿一個月，

吃的方面，現在有很多針對小產所設計的調養餐可以選擇，

若不想一次訂太多天，也可以吃7日、10日的份量就好了，

然後就像坐月子一樣好好的休息，

這一段時間都不要搬重物也不要彎腰拿東西，

也盡可能穿保暖一點，別著涼。

（想當初我是夏天的時候，還帶著毛帽呢！）

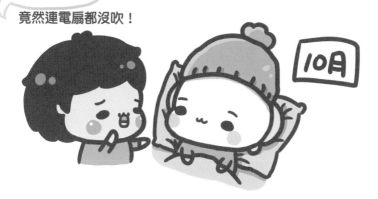

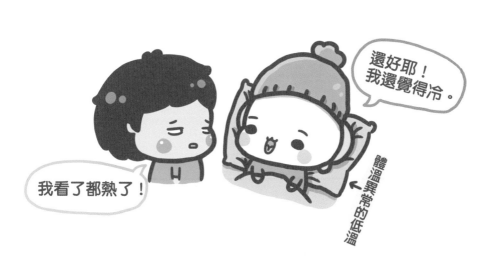

39

每天都吃得很營養又養生，
而且一天不只三餐，還有下午茶跟點心♥

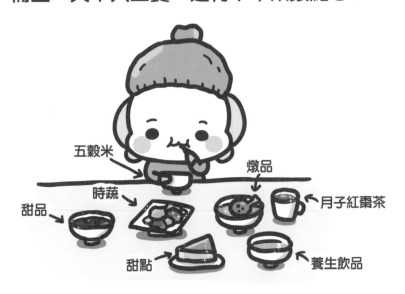

五穀米
燉品
時蔬
月子紅棗茶
甜品
甜點
養生飲品

吃到後來氣色變超好！
整個人還肥了一圈。

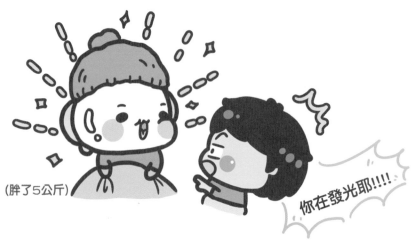

(胖了5公斤)

你在發光耶!!!!

小月子坐完後，阿母
帶著我出國去散心💗

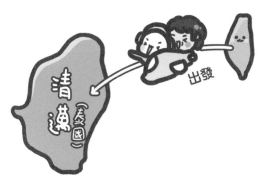

但沒想到，我小產後第一次月經，居然在出國時來了！
這真的是我這輩子，最痛、最虛弱的一次月經。

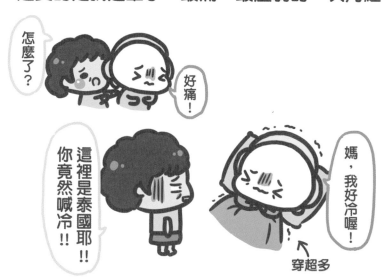

怎麼了？

好痛！

這裡是泰國耶！！
你竟然喊冷！！

媽，我好冷喔！

穿超多

還以為調養一個月半就足夠了，
看來，身體還是需要好好靜養別亂跑啊！

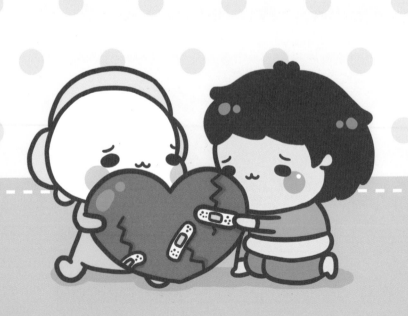

CHAPTER 2

求子之路
孵不出來好崩潰

剛小產的人其實非常敏感，
尤其看到孕婦跟嬰兒時......

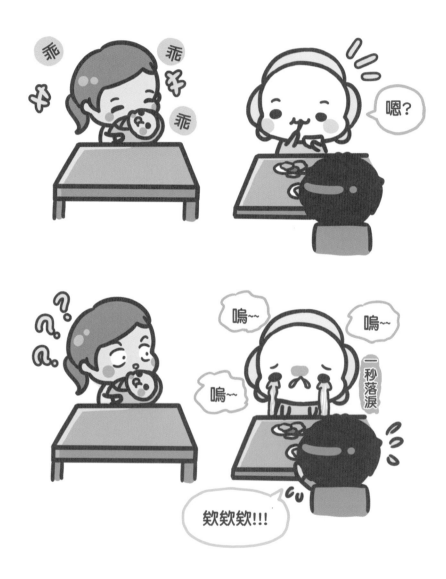

去婦產科的時候更是痛苦……

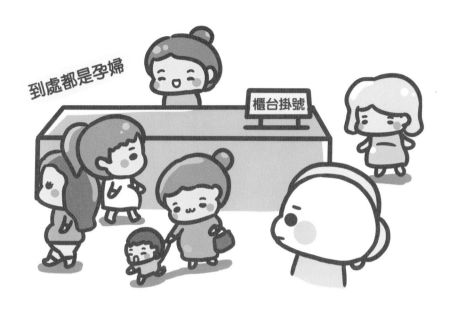

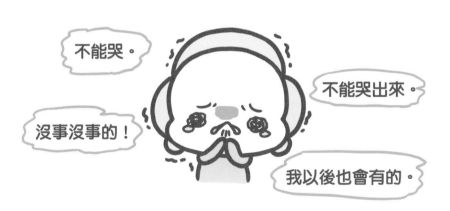

只能忍著淚水，看著別人開心的模樣。

連看到臉書的動態都會讓人鼻酸......

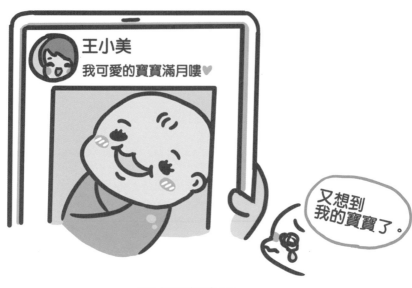

只好默默的......

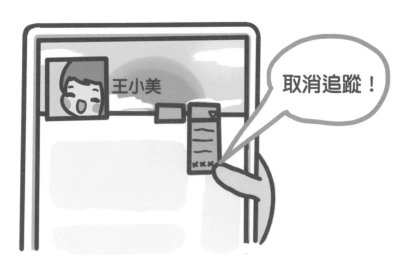

甚至看劇也可以崩潰......

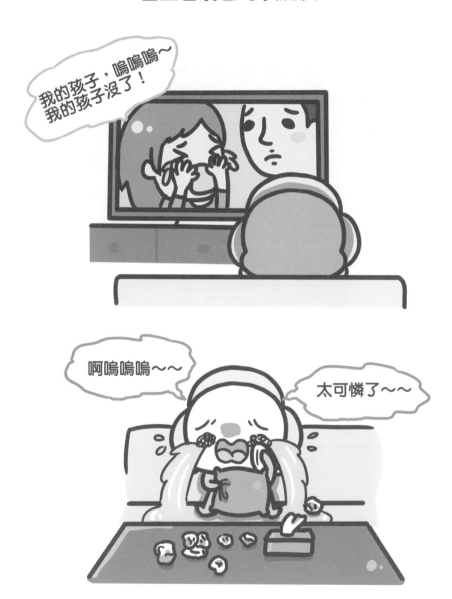

又或者聽到有人傷害孩童的消息，
更是氣憤又難過！

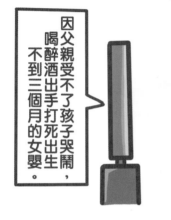

因父親受不了孩子哭鬧，喝醉酒出手打死出生不到三個月的女嬰。

然後又陷入一連串的負面情緒。

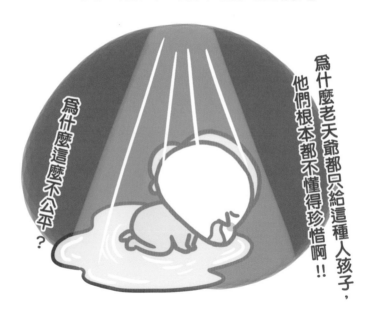

為什麼老天爺都只給這種人孩子，他們根本都不懂得珍惜啊！！

為什麼這麼不公平？

就連晚上就寢時……

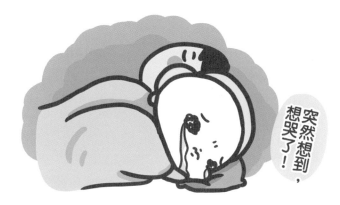

吃飯時……

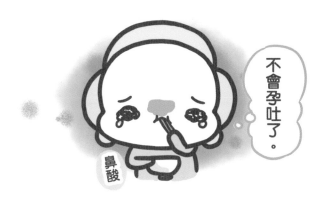

都會莫名的淚腺發達……

小產後大家對我的關愛愈來愈多，
但有時卻會變成無形的壓力。

其實沒生也很好啦！
帶小孩很累，又要花很多錢。

← 想安慰我

可我就想要啊！！

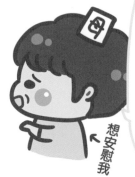

雖然知道是好意，
但聽了還是很難過。

那等以後有錢再生就好啦！！

那時候我就生不出來了啦！！

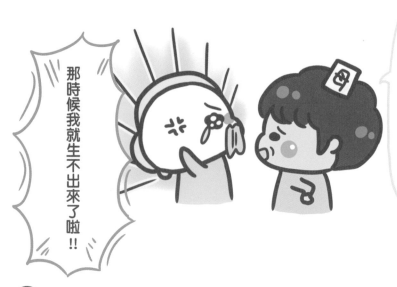

家庭聚會時......

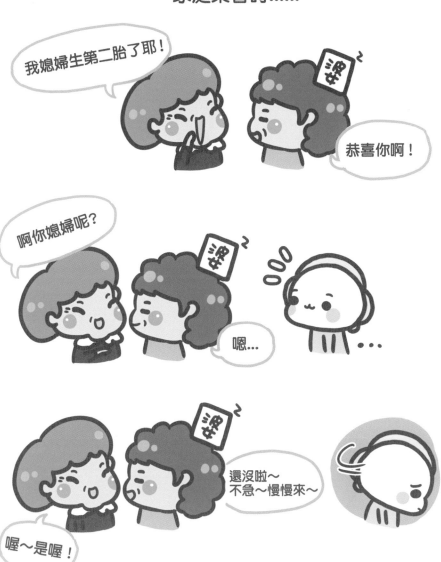

過年時……

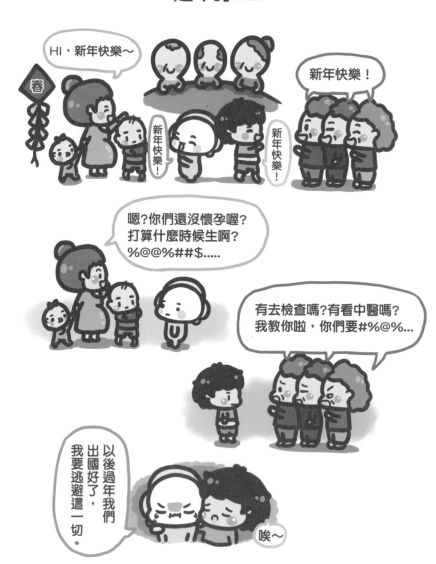

以前最期待過年，
婚後最怕過年！尤其是還沒懷孕的年。

我開始懷疑自己的身體，
於是做了檢查......

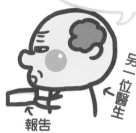

你是多囊性卵巢症候群！

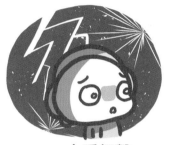

大受打擊

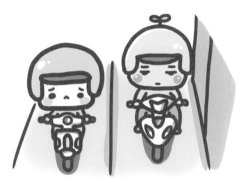

報告

另一位醫生

騎車回家的路上，
心情鬱卒......

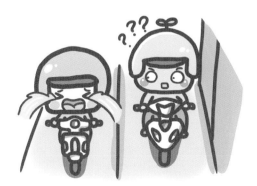

愈想愈難過，
還邊騎邊哭

回家也馬上跟老公說

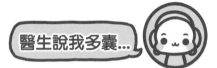

醫生說我多囊...

我好難過，
爲什麼老天這樣對我？

別難過啦！確定嗎？

還是回去給之前的醫生看？

後來......

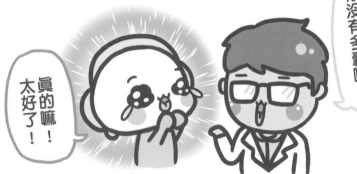

你沒有多囊啦！

真的嘛！！
太好了！！

以爲一切都是虛驚一場！
（結果半年後還是被驗到有多囊T^T唉～這就是人生啊！）

因為醫生說三個月過後就可以再次懷孕了！
所以接下來的每個月都很期待接回孩子，
但偏偏都只有被姨媽耍的份>"<

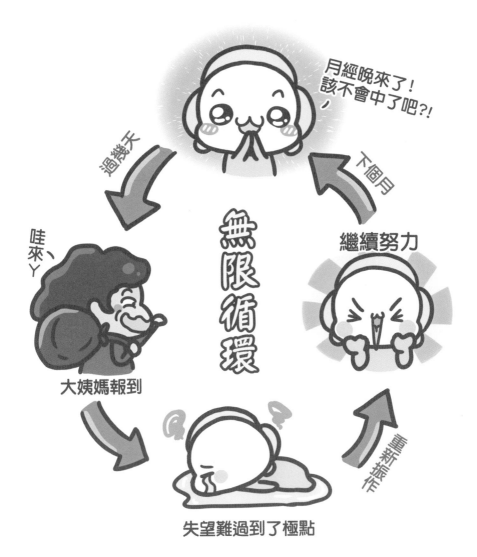

月經晚來了！
該不會中了吧?!

過幾天

下個月

無限循環

哇來ㄚ

繼續努力

大姨媽報到

重新振作

失望難過到了極點

不然，就是上網狂查
懷孕初期的症狀，給自己希望.......

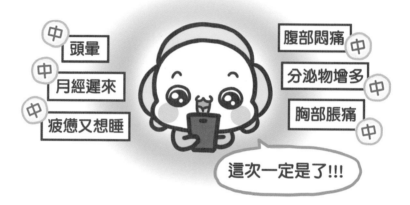

然後又再次失望......

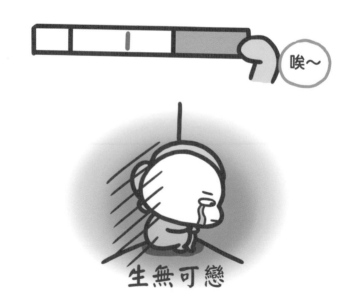

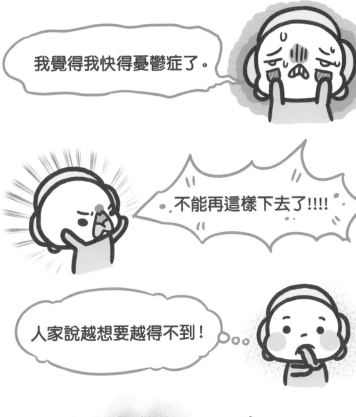

我覺得我快得憂鬱症了。

不能再這樣下去了!!!!

人家說越想要越得不到!

好!!

我決定了!!

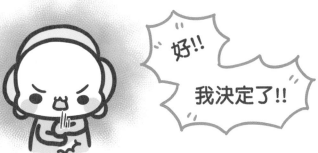

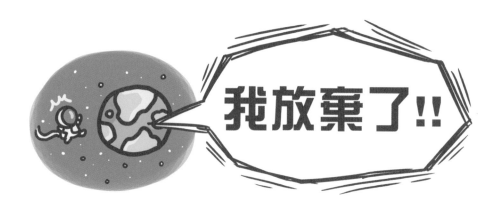

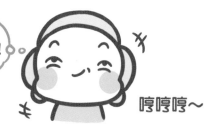

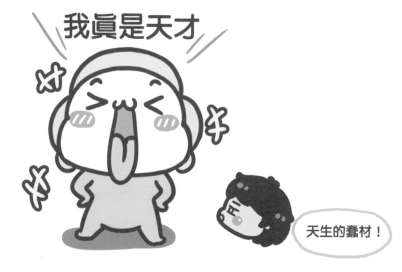

有一陣子老公身邊的朋友一個個當爸爸......

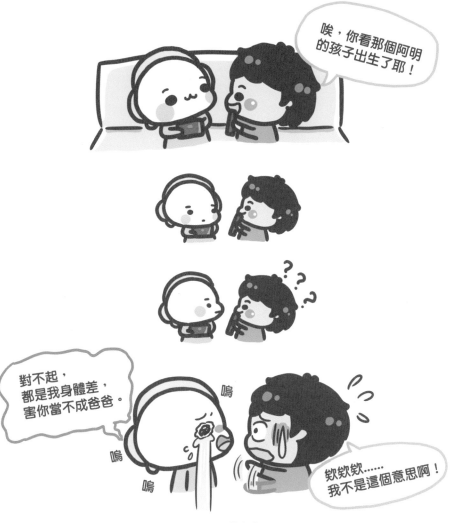

所以對老公，
我的內心，總是滿滿的愧疚。

但老公總是會安慰我說⋯⋯

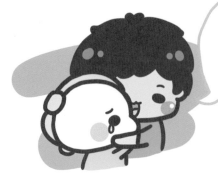

老婆，
就算沒小孩也沒關係。
我不會怎麼樣的，
就我們兩個也很好啊！

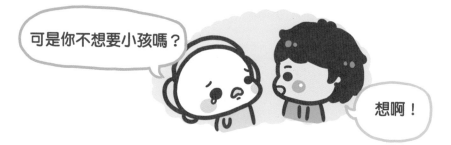

可是你不想要小孩嗎？

想啊！

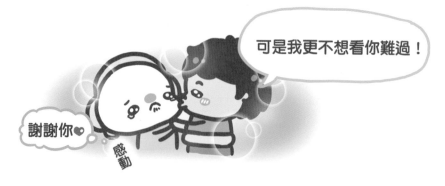

可是我更不想看你難過！

謝謝你♥

感動

好慶幸身邊有你陪伴我！

真的好想有孩子

在結婚前，總覺得婚後可以晚點再懷孕，可以享受一下兩人世界，
但當我們準備備孕後，發現要懷孕並不容易；而接下來每個月的努力，
每個月的滿心期待，換來的卻是一次次的失望，一次次的一條線，
看見姨媽來就想哭的心情；每個月的期待與難過落空的心情，
這些真的只有過來人才懂，常常自己把自己搞的快要發瘋了！
沒事就憂鬱症發作的哭出來，有時候還哭到泣不成聲，
開始會怨天尤人，也會暗罵老天爺不公平，為什麼總是只把孩子給那些
不珍惜孩子的人呢？明明這麼多人想要孩子，為什麼不給我們呢？
這是在捉弄我們嗎？我們真的很想要當媽媽啊，老天爺您聽到了嗎？

有時候親朋好友的關心建議也常帶給我壓力，雖然明知道是好意，
但我不希望在每個人面前總是被貼上「懷不了孕」的標籤，
平常心的跟我相處，我反而還會輕鬆點；雖說大家給的建議都很好，
但不代表用在我身上有效，也不一定我做得到，但如果硬要我勉強接受，
這反而會造成我們的心理壓力啊！

我曾經想過，如果一直懷不了孕是不是該放手離開？我是指跟花公分開，
讓他去找一個生得出孩子的女生，雖然公婆不會給我壓力，也從不催我，
但看著他們含飴弄孫的樣子，心裡還是會給自己無形的壓力，畢竟花公是
長孫又是長子，我自己總覺得要給人家一個交代，也不想被冠上我是一個
生不出雞蛋的母雞。好吧，我承認我就是很愛逼死自己（無奈攤手）。

最後我還是要說，我相信我們會有小孩的！也許就像別人說的，
時機未到，孩子要來的時候就會來了吧！雖然真的等很久，也被耍了一次，
所以等孩子來了，我一定要好好問問他，為什麼讓媽媽等這麼久呢？
是不是你貪玩，沒去排隊呢？還是媽媽做錯了什麼事讓你排得比較後面呢？
希望老天爺是為了幫我們精挑細選一個比較健康可愛的孩子，所以花了
比較多的時間，我想，總有一天會輪到我、輪到大家的。

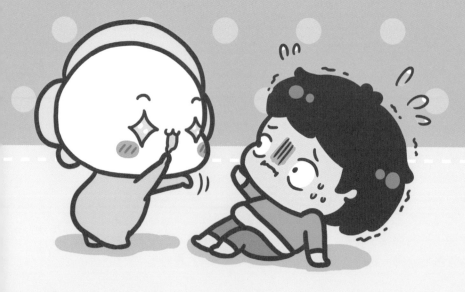

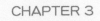

CHAPTER 3

羨慕羨慕
真的好羨慕

有時候看到孕婦都好羨慕！
也會不自覺的盯著看，
心想著到底什麼時候才會輪到我呢？

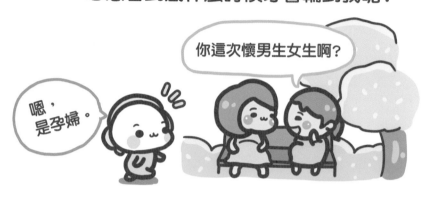

你這次懷男生女生啊？

嗯，
是孕婦。

唉，男的啊?!
這胎原本想生女的說...

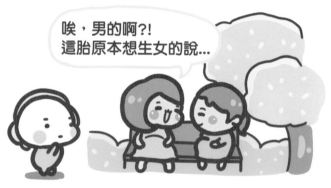

嗚嗚嗚～好好喔，
我都沒得選，好羨慕啊！

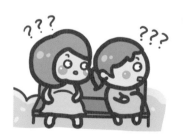

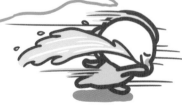

或是有人懷雙胞胎......

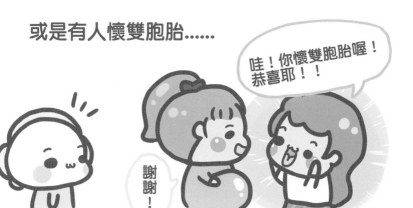

都很想對他們說......

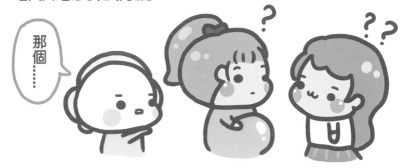

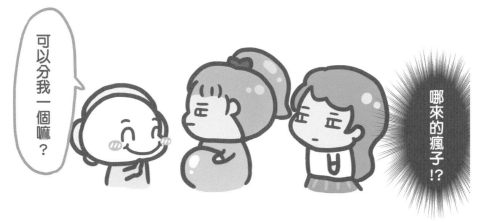

有一陣子新聞狂報某些明星懷孕或生子的消息

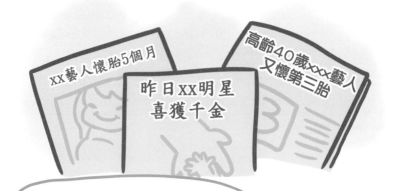

最近好多明星懷孕生子的新聞喔!

所以?

我去當明星好了,
可能有明星光環加持比較快!

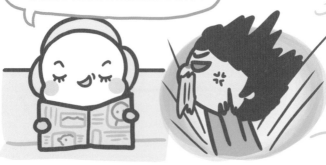

最好是啦!!
別亂教!!

也常看到別人逗小孩......

唔～好好喔!
有小孩好開心喔!!

羨慕

或是抱怨小孩......

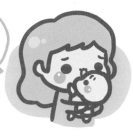

哪有這麼好啊?!
小孩吵起來很可怕的。

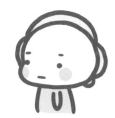

都讓我很羨慕!

沒關係,我願意啊～～
神啊!快賜予我孩子吧!

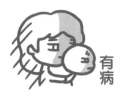

有病

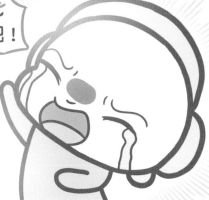

67

有些沒心理準備就意外懷孕的人，
也讓人好羨慕！

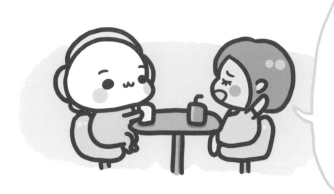

拜託！
我就一次沒戴套就懷上了，
完全沒心理準備啊!!

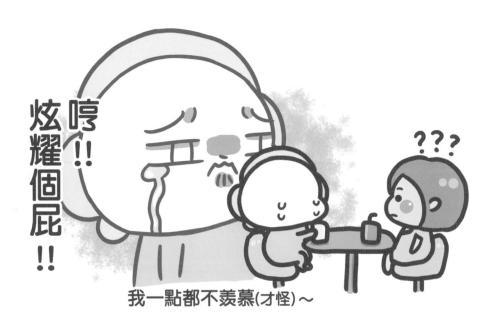

哼!!
炫耀個屁!!

我一點都不羨慕(才怪)～

或者有些人準備要懷孕，
下個月就懷上了！！

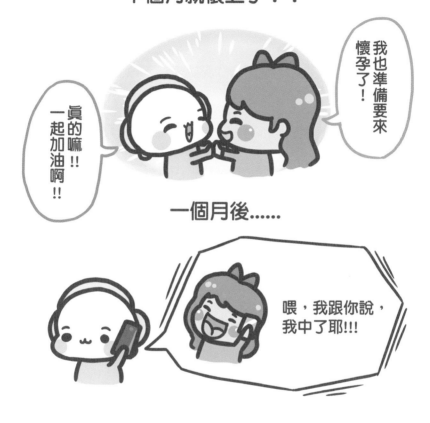

一個月後......

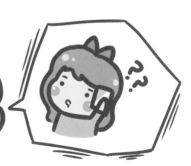

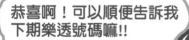

更何況我的經期非常不準，
常常2、3個月才來一次，
所以更難知道排卵日是哪天。

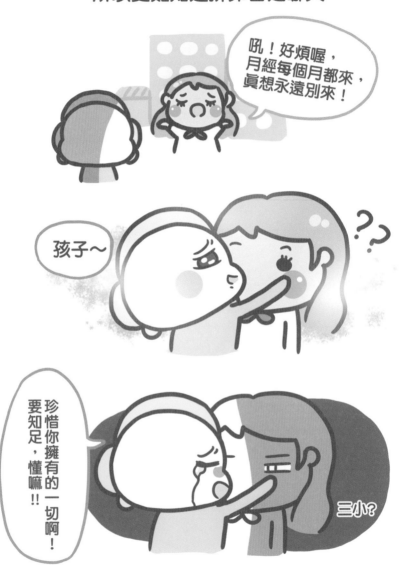

還有在母親節的時候，
總會有很多新手媽媽打卡……

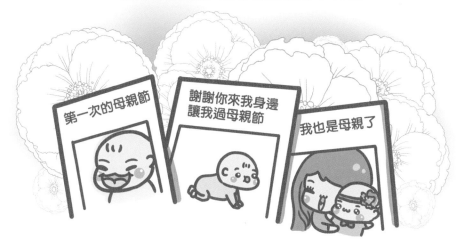

我也是母親了

第一次的母親節

謝謝你來我身邊
讓我過母親節

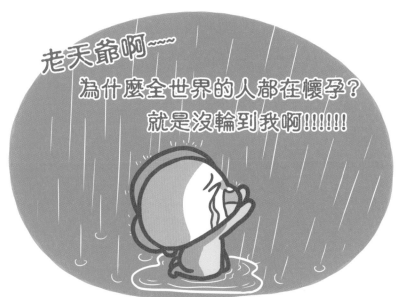

老天爺啊～～～
為什麼全世界的人都在懷孕？
就是沒輪到我啊！！！！！！

我真的也好想過過母親節啊！！

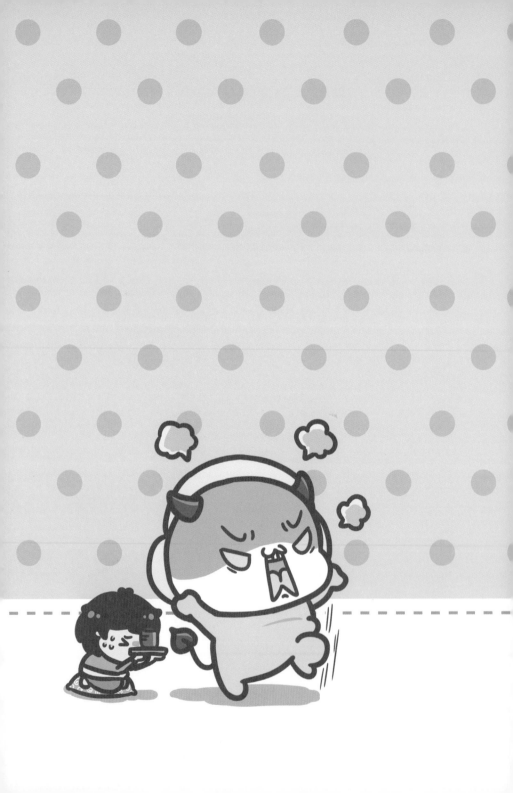

CHAPTER 4

一句話
惹怒求子夫妻

求子過程常常讓等孕的夫妻心力交瘁，每個月的期待跟失望真的不是旁人能懂的，
親朋好友的關心有時會造成更大的壓力，而您們問的問題或許可以向我們得到解答，
但我們的狀況卻得不到解決。懷孕生子，對於很多人來說是理所當然的事，
但對於我們卻只能一直抱著希望，也許你們默默守護才是對我們最好的支持。

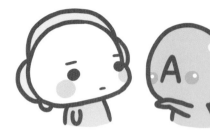

唉唷，
你太緊張了啦！

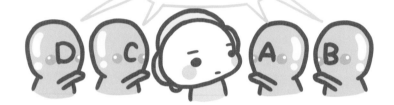

你要放輕鬆啦！

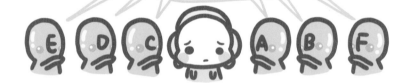

放輕鬆，不要有壓力！

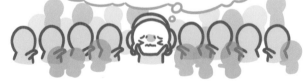

你們這樣我壓力才大好嘛!!!

親朋好友們過多的「關心」，
只會變成別人無形的「壓力」！
你們用講的很簡單，但做起來不簡單啊！

 74

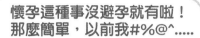

懷孕這種事沒避孕就有啦！
那麼簡單，以前我#%@^.....

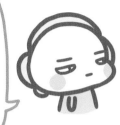

對我就不簡單啊!!

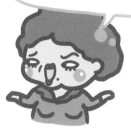

是不是做太少啦？

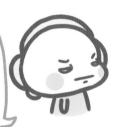

做到都快破皮了好嘛 >"<

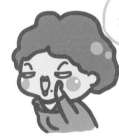

啊你就腳給他跨過去就有了啦!!

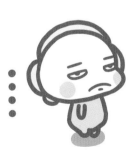

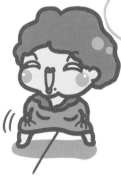

用講的誰不會？每個人體質又不同，
少在那邊說風涼話逼死人！

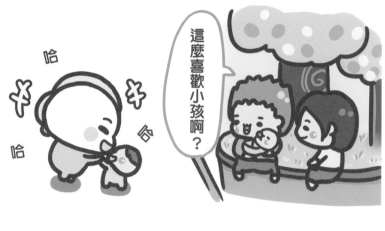

這麼喜歡小孩啊？

哈哈哈哈

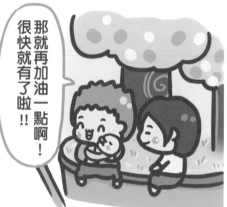

那就再加油一點啊！很快就有了啦！！

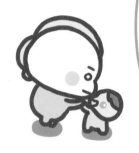

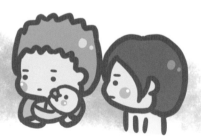

這種事你以為加油就會有了嘛？！

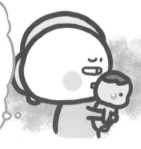

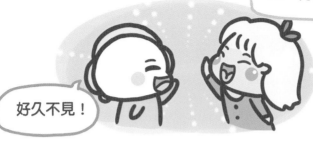

Hi，好久不見啊！

好久不見！

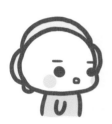

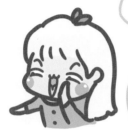

咦，你懷孕喔？

沒有啊！

別騙人了啦！
你看起來就像懷孕啊，
有4、5個月了吧？

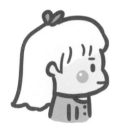

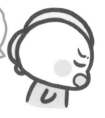

我只是變胖好嘛!!
真沒禮貌!!

許多人爲了能懷孕，
會在備孕期間吃得更營養來養卵子，
甚至有些人吃了排卵藥、打排卵針還會暴肥，
而體態的改變已經夠讓人沮喪了，
就不要再去戳別人的傷口了吧!
有好消息他們自然就會說啦!!

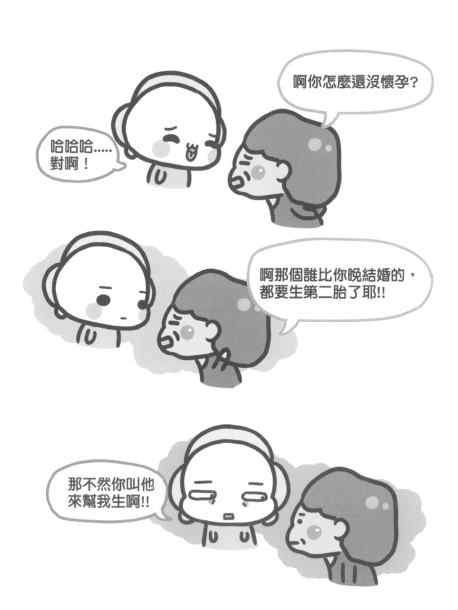

到底別人家生幾個關我們屁事，
我又不是他，一直拿來比較是什麼心態？

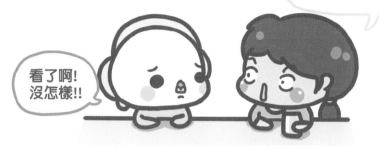

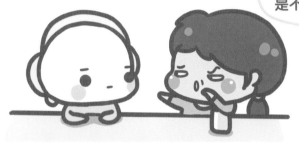

如果你不是醫生，也沒有透視眼，
就別亂判別人莫須有的罪名。

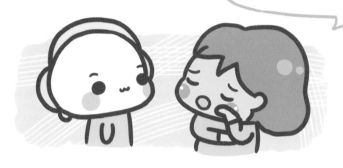

其實有小孩真的沒那麼好，
我反而很羨慕沒孩子的夫妻耶！
不要生比較好啦!!!

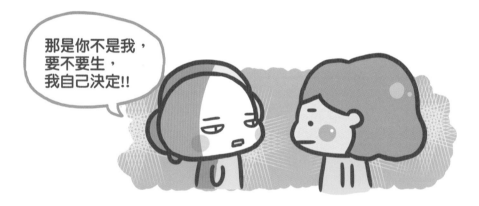

那是你不是我，
要不要生，
我自己決定!!

懷孕辛苦，照顧小孩更辛苦，這些求子夫妻都知道，
但哪怕要犧牲睡眠、犧牲時間、花費更多的金錢，
只要能有一個屬於自己的孩子，他們都願意，
所以不管別人生不生，都不是你來替他們決定的。

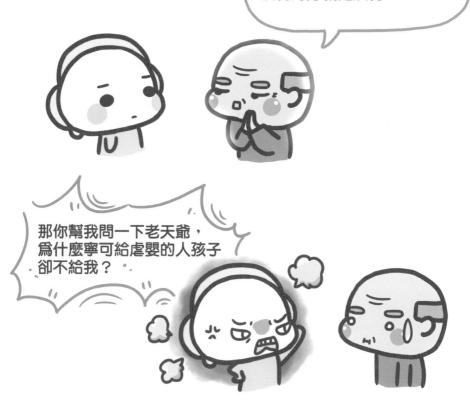

雖然不少人都會說這種事是緣分，
孩子願意跟你就會跟你，
不跟你，努力也不會有，
但若只是因為這樣就把人打入冷宮
誰會甘心?!

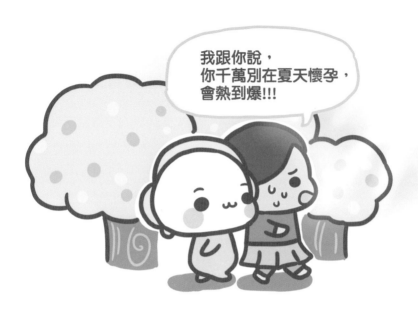

我跟你說，
你千萬別在夏天懷孕，
會熱到爆!!!

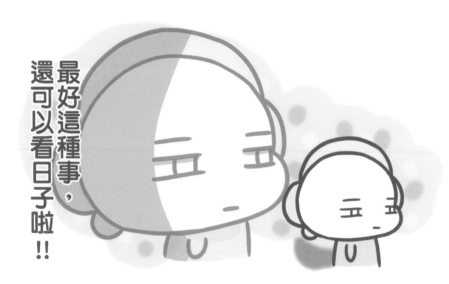

最好這種事，
還可以看日子啦!!

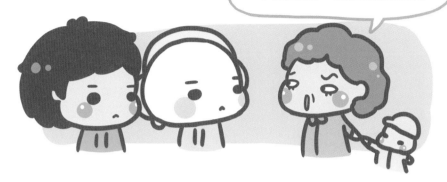

你們是不是不夠努力啊？
不然怎麼一點消息都沒有

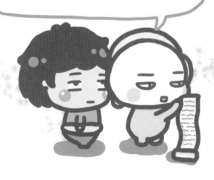

這是所有我們做過的努力
要不要一一唸給你聽

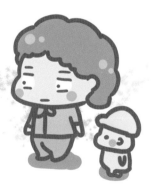

每個月的失敗已經夠讓人心力交瘁了
卻還要聽到某些人的酸言酸語
我們做的努力，只是你沒看到罷了!!

CHAPTER 5

各式各樣的
懷孕方式全都試

本篇裡的所有方式,都是我詢問過醫生才去做嘗試。
而每個人體質不同,請先詢問過您的醫生自身狀況適不適合,
關於一些不科學的方式,若宗教不同或是覺得迷信可直接跳過。
也請您見諒,非常感謝。

算 排 卵 期

算排卵日是最該知道的第一件事，但不是只有算日子就包準中獎，
還要搭配其他方式，超多管齊下才可增加機會啊！
正常大部分女生一個月只會排一次，
而一次也只有排一顆，少數有排二顆以上的（可惡!!好羨慕！）。
要怎麼知道它大概什麼時候排出來呢？來來來，我好好教教你們，
這眞的是我備孕後才知道的事，以前健康教育根本懶得聽，
眞是對不起老師啊!!!（這就叫現世報，好，廢話太多了。）

★排卵日算法是下一次月經往前算14天是排卵日，正常經期長度28天。
　你的排卵期就在第11、12、13、14、15、16，都是有機會的受孕日。

★假如你是30天來一次的人，排卵日就在第16天，第13～18抓老公行房。

卵子排出後的受孕能力約12～24小時，若在這期間沒遇到精子，就會再見拜拜，
然後14天後大姨媽就來跟你說：「Hi，哇來啊！」
而精子的壽命比較長，約有3～4天，這也要看男人的身體狀況啦(平常多訓練一下)！
所以不一定在排卵日當天做愛就會中獎，因爲還要看精子游泳的速度啊！
要是到達時卵子就掛了要怎麼結合咧?!所以建議在排卵日前就讓子弟兵先前往等待，
這樣卵子一排出才更有機會結爲連理啊（可喜可賀啊!!）。
所以在月經走後第10、11天開始做一休一，就可以增加中獎機率啦!!
（但假如你經期時間都不正常，這方法就不太試用嘍，我就是那個人）。

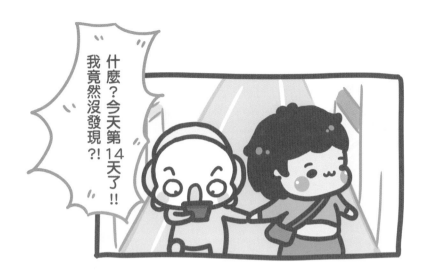

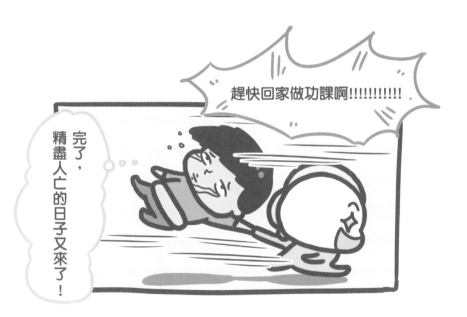

基礎體溫

光靠算排卵日不一定會中獎，因為像我就是經期時間非常亂的人，
可能2、3個月才來一次，這樣怎麼抓排卵日啊？所以要多管齊下，
其中一管就是量基礎體溫，首先你要先買一隻專屬量女性基礎體溫的體溫計，
一隻幾百塊很實用，發燒也可以用(是有多想感冒啊⊙口⊙)。

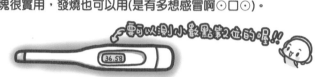

每天早上睡醒，還沒起床活動前，先把體溫計放在舌下含著閉唇測量，
我買的那款，時間到會嗶嗶叫，叫了再拿出來看，最好是每天都同一個時間測。

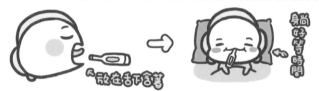

然後再記錄每天的溫度，可以下載app做記錄，也可以上網download、
列印基礎體溫表。每天的記錄連結起來，就是你的基礎體溫線。

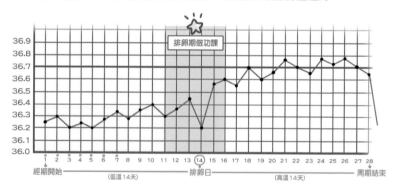

月經期間到排卵前，溫度都會比較低，一直到排卵後溫度就會升高14天，
若持續升高20天就有機會是受孕了，但若14天後降溫大部分就是月經要來了，
要是在排卵期看到溫度突然下降又升高的那幾天，抓緊時間做功課增加機率喔！
（需要多觀察幾個周期，就可以大約抓到自己的排卵日會落在哪幾天！
像我就是月經周期較長的人，常常排卵日都落在第2、30天的日子左右。）

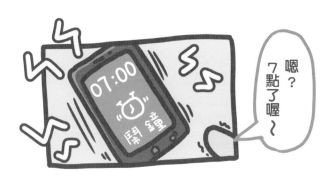

好睏啊！

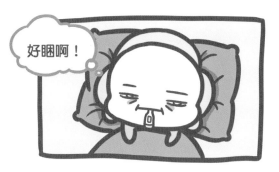

媽呀!!
快裝睡!!

喔喔喔!!出現低溫了!!

子宮頸黏液觀察法

子宮頸黏液就是分泌物啦！怎麼觀察咧？就是看妳的內褲啦(羞≧///≦)！
嗯，咳咳咳……我不是怪叔叔，這是女生都該了解自己身體的事情，
分泌物的好壞可以上讓你上天堂或下地獄的啊！今天就簡單介紹一下吧！！

★月經結束後約持續3天左右，
　這時的分泌物少而比較黏稠，
　小妹妹外面會乾乾不會濕濕。

★周期第9、10天後黏液會增多，
　比較有彈性，但拉開很快就斷掉。
　顏色是乳白色，小妹妹有點濕濕的。

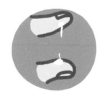

★第11、12天黏液又比之前更多了，
　更有彈性，可以拉更長，
　比前一天變的更透明一點。

★第13、14天黏液會變的更多，透明滑順，
　很像雞蛋的蛋清，彈性很大，可以拉很長，
　這幾天是易受孕期，大約前後48小時會排卵。
　密集的抓老公恩愛！送子弟兵們進去吧！

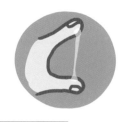

記住每天要補充充足的水分，因爲子宮頸黏液90%是水，
多喝水可以增加子宮頸黏液喔！
有些人經期天數比較長的，就不一定會在14天出現蛋清，
多觀察幾日，只要看見透明蛋清的分泌物就快做功課吧。

90

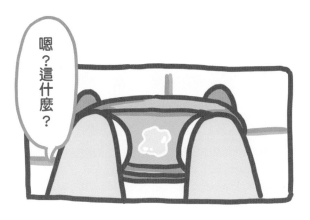

嗯？這什麼？

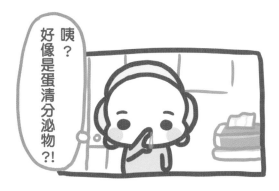

咦？好像是蛋清分泌物？!

奇怪!?怎麼突然有種不祥的預感!!

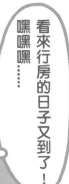

看來行房的日子又到了！嘿嘿嘿……

排卵試紙

排卵試紙很像驗孕紙，但不同的是排卵紙不能用晨尿，最好是早上10點到晚上8點測。
而且固定時間測，比較能準確找出排卵日，然後測到強陽就每隔4小時就測一次，
因為強陽轉弱時表示卵子要排出嚕(很複雜我知道，但為了孩子還是要懂一下！)
然後它的缺點就是判斷顏色很有困難(我常看到脫窗！)
所以有些人會直接用電子排卵棒，也是另一種選擇，但我只有用過試紙就是了。

什麼時候開始測呢，假如你周期28天的人，就第12天測，周期29天就第13天測
以此類推。每天測，一直測到排卵日到來，以下來教教大家如何找出排卵日。

首先用乾淨的容器收集尿液，然後將試紙的一端浸入尿液中，不要超過MAX基準線
大約3秒鐘後取出平放10到20分鐘（其實就跟用驗孕棒差不多啦）。

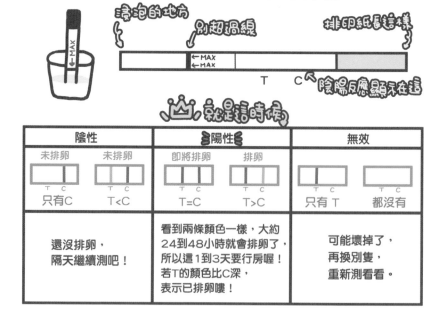

陰性		陽性		無效	
未排卵	未排卵	即將排卵	排卵		
只有C	T<C	T=C	T>C	只有 T	都沒有
還沒排卵，隔天繼續測吧！		看到兩條顏色一樣，大約24到48小時就會排卵了，所以這1到3天要行房喔！若T的顏色比C深，表示已排卵嚕！		可能壞掉了，再換別隻，重新測看看。	

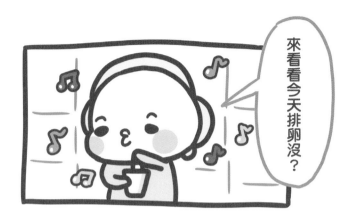

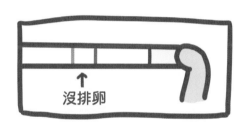

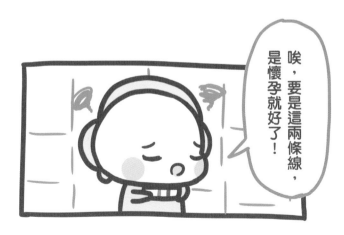

超音波照卵泡

除了看排卵期、量基礎體溫、看分泌物、排卵試紙這些當輔助外，
還有一項可以更精準的知道你的卵子長多大了，大約何時排出的方法就是照卵泡。
去婦產科跟醫生說要照卵泡就可以了，會有腹部超音波跟陰道超音波兩種方式，
我實在很不愛陰道超音波，要腳開開坐上椅子，小妹妹還要直接打開給醫生看，
看完我們兩個還要面對面溝通，會不會醫生正浮現剛剛小妹妹的情景啊!!(想太多)

通常是在月經週期第12天可以去照，醫生會跟你說這次卵子有幾顆、大小多少、
品質好不好、大約何時排卵；若還太小，會再跟你說隔幾天再回去照；
也會跟你說子宮內膜厚度夠不夠，因為不夠厚受精卵就不容易著床了；
也會開藥給你吃增加厚度。不過每個人情況不同，給醫生看會比較準。

正常成熟卵子大的大約會在1.8～2.0cm以上，大約一至兩天就能排出了，
優質的卵泡大小需要超過1.8cm，而有些卵泡發育不成熟或是發育成熟了，
但不能排出也會降低受孕機率的。所以說才需要養卵啊！
養卵最好備孕前三個月養，因為卵子生成需要90天啊!!

卵子排出有什麼感覺呢？每個人體質不同，我是下腹微痛，有時左邊完換右邊，
腰也有點痠痠的，有些人會性欲高漲，我是沒有啦（有也不會跟你說）；
也有些人有少量出血的症狀，然後就是體溫升高（我這個很準，只是不會高到哪去）；
分泌物增多之類的就有可能要排出嘍，但也有些人什麼感覺都沒有就是了。

然後我看的醫生說，受精卵著床需要6到7天，這段時間都要保持心情放鬆，
不過這超難的，因為行房完到開獎的這段時間最難熬了，每天都在幻想是否成功，
一有點症狀就想要去驗孕，然後看體溫變低一點就開始憂鬱>"<
不然就一直上網查懷孕初期的症狀，看自己有沒有中，反正就是躁鬱症發作啦！
所以備孕女人真的很辛苦啊，每個月都要被自己搞瘋，唉，辛苦了大家（拍拍）。

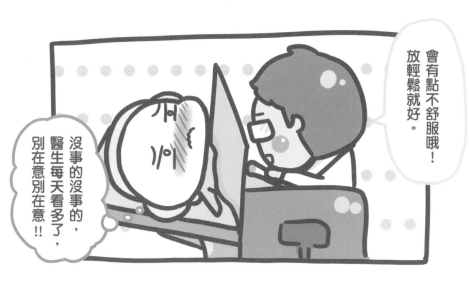

看診完

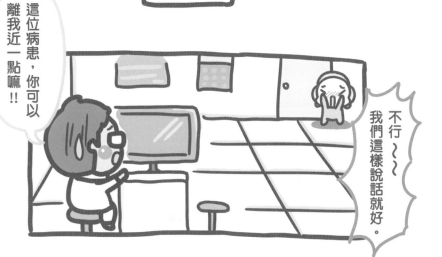

規律運動

這真的是我實施起來最最最最最……痛苦的一件事情，對於一個
一天10小時以上都坐著的人來說，這比抓蟑螂還痛苦(什麼爛比喻啊！)，
但運動又是最有效的助孕方法，我大概從國中畢業就沒動過了，所以肥肉很多，
又加上我在上次檢查後過了半年，又照出有輕微多囊的問題，就更應該運動。
不過每個人情況不同，請先詢問自己的醫師再去做適合的運動喔!!

快走or慢跑

快走算是比較簡單的方式，而慢跑可以更快的讓全身熱起來，通常30～60分鐘，
有點流汗跟喘會比較有效果喔！但通常我不會天天跑，我只跑月經過後幾天一直
到排卵日之後就不跑了，因為自己擔心懷孕了不知道，這時就可以改做別的運動。

騎飛輪or跳有氧

這是我的中醫師建議我的，說這樣可以改善我的末梢神經，讓下半身血液循環變好，
幫助暖宮。騎飛輪，建議大家還是去報名課程比較安全，因為有教練帶可以看你的姿勢
正不正確，但別太勉強，因為我第一次騎完下課立刻腿軟跪地無法走（真的很誇張!!!）。
有氧要報名課程也可以，想在家跳也可以，我是找網路上的影片跟著跳啦，也是都跳30分鐘。

瑜伽

瑜伽可以讓身體更柔韌，還能促進身體分泌雌激素，重點是可以更放鬆，
因為經期來時我不會運動，就做一些經期可以做的瑜伽動作來幫助自己放鬆，
也喜歡在運動過後拉拉筋讓自己放鬆，也會上網找一些助孕的瑜伽來做，
每天就大概花個10分鐘左右就很不錯了，重點要堅持下去喔。

這幾種是我自己有實施做過的運動，當然還有其他運動可以選擇，只要有動都有幫助，
而且最重要的是要堅持，如果能一周3～4天以上，一次30分鐘，持續下去，
相信都會對自己的身體有幫助，但也不能太勉強自己，盡力而為再慢慢的增加運動量，
讓血液循環變好，使全身變溫暖，長期下來發現，原本常肩頸痠痛的我，都改善了！
運動後要更注意保暖，因為出汗後，毛孔會張開，寒氣會偷跑進去的，要注意注意!!
最重要是自己健康，孩子才會健康啊，我是這麼告訴自己的，所以為了孩子，加油吧!!

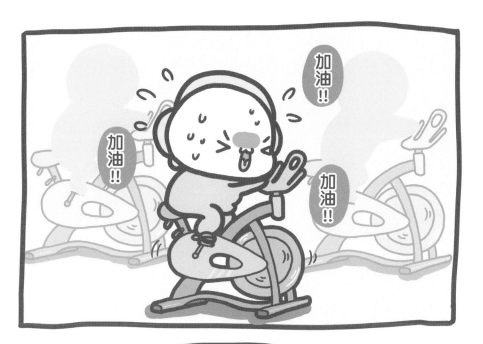

一小時後......

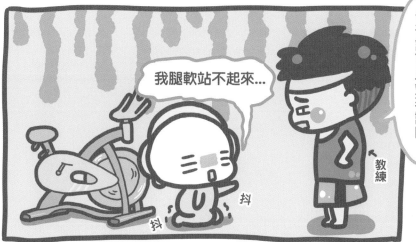

看中醫

由於經期很不規律,加上小產後更該調理身體,
就去看了中醫,也吃了大約半年的水藥來調理。
西醫中醫都可以去,看看自己適合什麼樣的方式。

你水藥要自己熬還是我們幫你代熬?

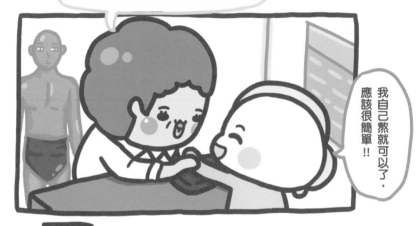

我自己熬就可以了,應該很簡單!!

結果

搞得整間房子都是中藥味

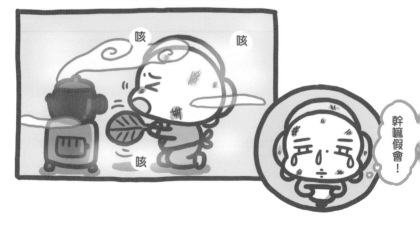

咳 咳

咳

幹嘛假會!

營養食品

也聽了西醫的建議，補充一些營養食品來助孕。
真的也有幫助到，但因為每個人狀況不同，
我就不說吃了哪些了，請詢問一下自己的醫師喔！

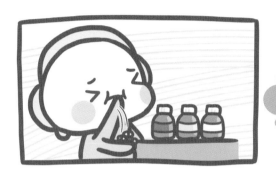

一天吃好多顆營養食品，
還有中藥調理要喝。

總覺得我都要變藥罐子了。

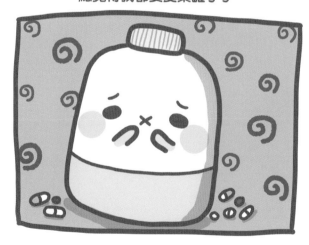

備孕婦女真的好辛苦啊!!

滴雞精

因爲也聽了不少人說可以喝滴雞精養卵，不少人說自己是這樣懷孕的，
我自己也是喝了大約一年多，大概都是月經乾淨後喝7～10天，不過
喝滴雞精養卵目前是沒有醫學根據的，我自己喝是覺得精神有比較好，
至於卵子有沒有被養大，去照卵泡時還是都長得滿慢的，不知道是不是個人
體質的關係，不過養卵這件事不能光靠雞精，還要營養均衡、運動、睡眠
...等等的許多因素，不管哪一項都是輔助，都有做到成功機會才會高哦！
所以如果想喝滴雞精或雞精的人，可以看看自己適不適合，再嘗試哦。

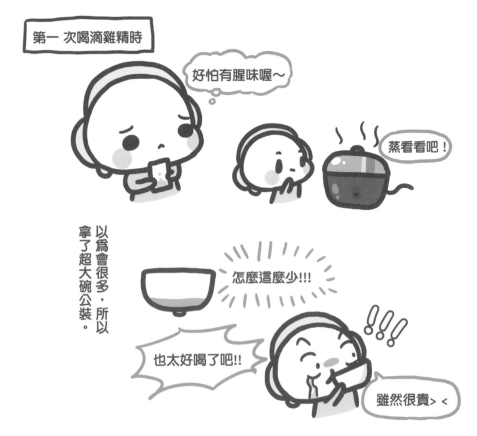

第一次喝滴雞精時

好怕有腥味喔～

蒸看看吧！

以爲會很多，所以拿了超大碗公裝。

怎麼這麼少!!!

也太好喝了吧!!

雖然很貴>＜

100

禁冰.禁冷飲

以前我真的很愛吃冰、喝飲料，也從來不喝水的，
月經來也照吃冰無誤，結果好了吧!!報應來了!!!
搞得自己身體變超寒的，手腳冰冷是一定的，
體溫更是低到不行，後來被醫生罵了以後，現在連夏天
都只喝溫熱水，冷飲可以說完全不碰，出門也自備保溫瓶
裝溫熱水喝，寒冷食物也都少吃，尤其是經期中更要注意，
冰冷的東西是完全禁止。

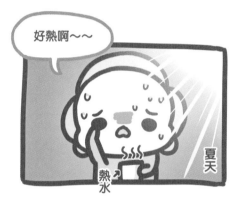

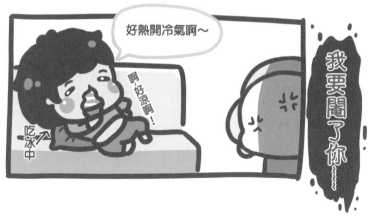

泡腳

我還很喜歡泡腳，因為手腳冰冷，泡腳可以讓身體變溫暖，
還可以祛寒，提升代謝，泡的時間不要超過30分鐘，
冬天一周泡個3、4天以上就很不錯了，泡到微微出汗就好。
泡完腳要注意保暖，更不能邊泡邊吹風扇喔（注意注意!!），
而且我泡完腳都會特別好睡呢。
（可詢問中醫可否加入藥草加乘效果，我是偶爾會加艾草或薑）。

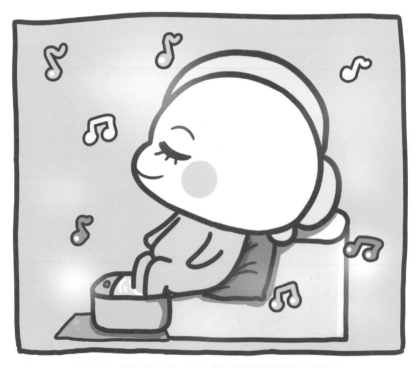

泡的時候盡量放鬆，放個輕音樂聽聽也不錯喔！

暖宮瑜伽

醫師還特別交代作息一定要正常，晚上11點前要睡，
但我都要躺很久才睡得著，所以大約10點就會上床躺著，
培養睡意，或是睡前做一點簡單的暖宮瑜伽讓自己放鬆點。

 貓式

像貓一樣，用跪姿雙腿、雙臂與地面呈90度。
● 吸氣時，抬頭下凹腰，讓雙肩遠離耳朵，頭慢慢往上抬。
● 吐氣時，低頭縮到鎖骨看到肚臍，拱背凹腹，伸展一下後背。

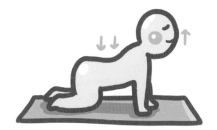 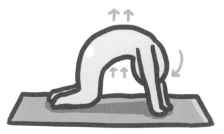

 蝴蝶式

坐著雙腿彎曲，腳心相對。用雙手抓住雙腳，腳盡量往地上貼
身體稍微前傾，但不要駝背，坐穩後雙膝上下動，像蝴蝶一樣。

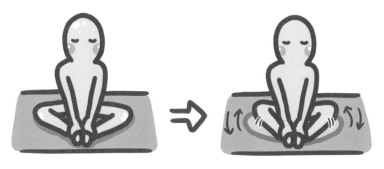

當然還有很多其他暖宮瑜伽可以選擇自己適合的做就好。

保暖子宮

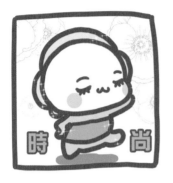

還有我不管冬天、夏天一定會穿肚圍，
肚子常冰涼的人更要穿，這樣可以隨時
保持腹部跟子宮溫暖，也可以避免受寒。

月經來時，還可以把暖暖包
放在有口袋的肚圍裡，
或是買貼式的暖暖包貼在上面，
讓子宮更溫暖，減少經痛。

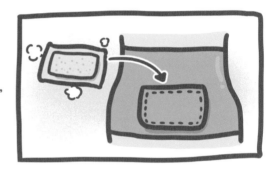

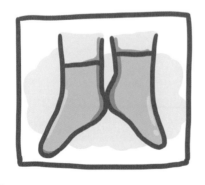

再來就是我隨時都穿著襪子，
幾乎是24小時的穿著來保暖腳部，
腳暖了身體會跟著暖起來，
讓手腳冰冷的人可以獲得改善。

艾灸熏臍

去看中醫時不只要吃水藥，還要艾灸熏臍，中醫師總說我子宮太寒，
所以艾灸可以幫助我。他又說如果能天天灸也很好（避開經期），
所以我也自購了艾灸器跟艾條回家自己灸。但這方法不一定每個人都適合，
一定要先經過中醫讓醫師評估，而且醫師還會教你要灸哪些穴位
才有幫助。還有我在排卵後不會灸，因為有一種說法說會讓精子太熱。
我幾乎都是在月經走後連灸幾天，確定排卵就休息改做別的助孕方式。
還有，灸前、灸後都要喝溫熱水，不能喝冰的，很重要!!不然都白熏了，
另外灸的時候，有不舒服一定要停下，不能勉強自己喔。

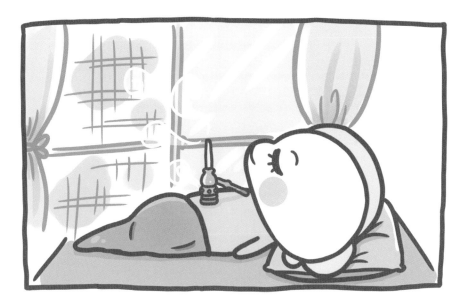

還有在艾灸時，記得一定要保持空氣流通，因為會有不少煙，
還有要注意保暖，不能邊吹冷氣邊灸是不對的，艾灸完請不碰冷水，
洗澡也隔30分鐘到一小時再洗。通常我是會洗好澡才灸，然後灸完按按
助孕穴道就去睡了。

助 孕 潤 滑 劑

潤滑劑、潤滑油大家都知道，但助孕潤滑劑?!大家一定不太知道它和一般的
差別在哪，我也是後來才知道原來口水跟普通的潤滑劑容易降低精子的存活率啊！
（我真的是太驚嚇了!!難道一直沒中是......嗯？我是不是爆料了什麼？）
所以喜歡先用嘴助興的人，最好是先玩別的（是要玩什麼啦，好歪哦！）。
但如果有些妹妹特別乾怎麼辦咧？這樣就無法開心了啊，這種事就是要雙方
都開心嘛！不然也太勞心勞力還流一堆汗，也太辛苦了，精子也比較游不動。
別擔心，有一種叫「助孕潤滑劑」的東西，它其實就是潤滑，
是模擬子宮頸液，幫助你們過程順利又開心，還可以不妨礙精子游得動啊！
所以如果乾妹妹的人，又擔心普通潤滑劑會影響精子，
就可以考慮用「助孕潤滑劑」來試看看哦，啊如果你很滋潤就可以跳過這頁了。

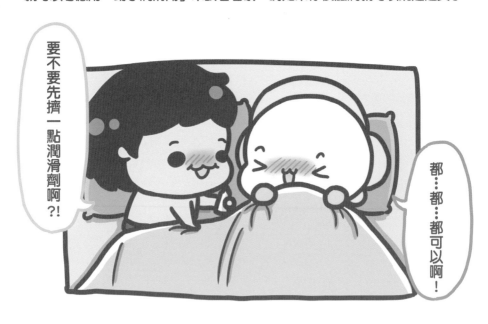

助 孕 姿 勢

再來要說說害羞的姿勢≧///≦，如果你們很喜歡變化姿勢的人，最後關頭可以試著
改成男上女下，讓精子可以更深入到子宮深部，也最好女生要開心啦（再度臉紅）！
因為開心時的子宮收縮，可以幫助子弟兵們加快速度到達子宮，
（但醫生也有說健康的精子不管什麼姿勢都游得到啦）。然後愛愛完，要請老公把女生的
雙腳提起來甩個幾下，不過這時女生眼睛別往上飄，不然會看到兩顆鈴鐺在晃
（哈哈哈哈≧///≦好有畫面）。甩完請老公把你的腳靠到牆上，90度的靠著大約靠
15到20分鐘左右，然後就可以去清洗一下；也有人說直接睡覺，
但我是會感染的人，我會清洗完再躺在床上屁股墊枕頭墊高睡覺，
但如果腰不太好的人，就別抬腳了，墊高屁股就好。
如果覺得溼溼不舒服外陰部擦一擦，然後因為我覺得會流出來讓內褲溼溼不舒服，
我都會墊衛生棉假裝它是月經，催眠自己然後就睡了。
不過這方式要看你是子宮前傾或後傾哦，詢問一下醫生你適不適合哦。

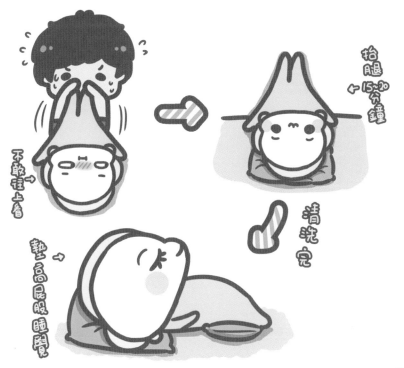

抬腿←15~20分鐘

不敢往上看→

清洗完

墊高屁股睡覺→

然後除了前面那些努力外，當然我也試了一些不科學的偏方。
雖然有些人會覺得迷信，但如果可以讓自己心安多點信心也不錯啊！

好孕棉

拿已懷孕的媽媽未使用完的衛生棉3片，一片放枕頭底下，
一片放包包裡隨身帶著，一片在MC來的第一天使用。

嬰兒衣物

拿嬰兒穿過的紗布衣放在妳睡的枕頭底下，或拿嬰兒玩的玩具放床頭，
也可以把嬰兒穿過的小鞋放床頭哦。

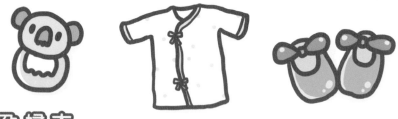

孕婦衣

拿一件孕婦穿過的衣服來穿，不用特別限制要什麼衣服，只要穿過就可以了。

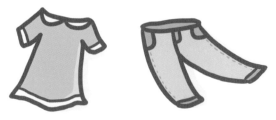

★ 雖然不科學，但我第一胎是這樣剛好在當月懷上的。 ★

拜註生娘娘·觀世音菩薩

當然還有拜拜囉，老人家說除了靠人還要靠神，當然不是說只拜不努力就會懷上，
該做的還是要做（覺得迷信也可以直接跳過），我是只有拜註生娘娘跟觀世音菩薩。
而每間廟要準備的東西不太一樣，可以先詢問一下廟方再準備；也可以像我這樣簡單
的準備幾項，然後帶著誠心去請求也可以。

準備三種水果（各要奇數），最好都有帶籽（但芭樂不行）。

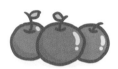

或是準備香蕉、水梨、鳳梨，有「招你來」的意思。

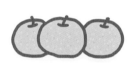

去花店買花說要拜註生娘娘的，通常花店都大概知道該如何幫你準備，
如果男女都好，就準備6朵白花、6朵紅花，但別用帶刺的花哦！白花是求男，
紅花是求女，如果要單求男或女，就１２朵都是白花或紅花。

把東西都放好在神桌後，夫妻就一起跪著祈求，說出自己的名字、住址、生日，
然後說明夫妻兩人結婚多久了還沒生育，請求註生娘娘作主幫忙帶給我們一位
健康平安有緣分的孩子，保佑孩子平安順利長大，孩子健康平安出生後，
坐完月子一定備麻油雞、油飯來答謝，懇請註生娘娘幫忙。

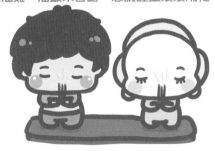

祭白虎

某天去另一間廟，廟方說我結婚時被白虎沖到，而且還是有兩隻白虎，
導致我很難懷孕，懷了孕也保不住，還問我結婚當天是不是屬虎的碰到我？
我當初是只知道屬虎的別進新娘房，也沒有特別忌諱其他事。
後來跟媽媽講了後才發現，原來當天牽我進場的大舅屬虎!!!!!!
（只能說千防萬防家賊難防啊～）但好吧，當初真的沒想太多，事情也過去了，
也不知道到底是不是因為這樣，總之，廟方就要我們「祭白虎」，我們也就
用一下讓自己心安也好，據我所知還滿多廟可以祭白虎，如果在意的人也可
詢問一下廟方該如何祭白虎哦。

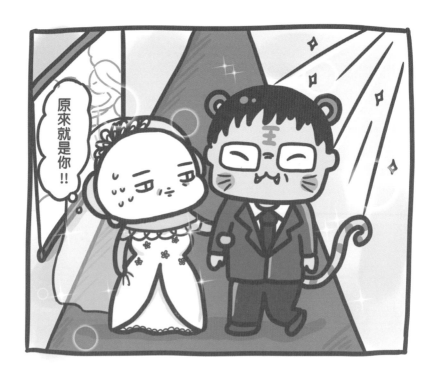

換肚

在小產後又隔了一年依舊還沒懷孕下，長輩就建議我媽替我「換肚」。
聽起來還滿可怕的，其實是拿豬肚來「換」，意思是把不好的這個肚子換掉。
以前重男輕女想把肚中女孩換男孩的好像也會這麼做，而這個方式只能讓
娘家的家人幫你做，他們把煮好的豬肚拿來給你吃就得直接離開，過程中
不能說話、不要對話，默默的進行。

1. 娘家人準備一份完整煮熟的豬肚，然後放進有嘴有蓋子的壺
   壺口用紅線綁上兩顆龍眼

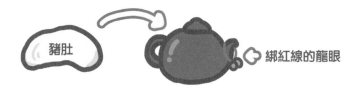

豬肚　　　　　　　　　　　　　綁紅線的龍眼

2. 再請娘家的一位男生提著來你家給你，不能自己去拿，
   坐在床上從男生手中把壺接過來，娘家人立馬離開，不用打招呼也不講話。

3. 他們離開後，就默默的吃豬肚，可以夫妻一起吃。但我是只有一個人吃，
   不用吃完沒關係哦。

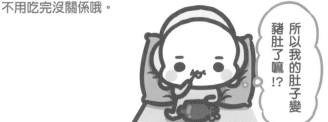

所以我的肚子變
豬肚了嘛!?

4. 然後就把壺洗一洗放床底下，龍眼用盒子裝著放床頭旁。

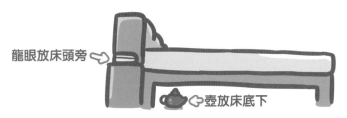

龍眼放床頭旁

壺放床底下

111

梗花欉

民間信仰還有一種是叫「梗花欉」的科儀，這也是長輩請我媽帶我去弄的。
廟裡儀式滿複雜的，應該每間廟方法也不太相同，然後要夫妻一起去哦！
我們還特地開車來回6小時，在廟裡因為儀式滿多的，需要花上4、5個小時。
儀式完成後還需要把「蕉蓮花」帶回來好好種植，而儀式結束後到回家還有
要做的儀式，整個過程中都不能說話，一直到所有工作完成才可以講話。
所以我們在車上超級安靜了3個多小時，種「蕉蓮花」，我就當一種興趣，
每天看著它多張葉子就覺得很開心，也每天期待它開花結果。

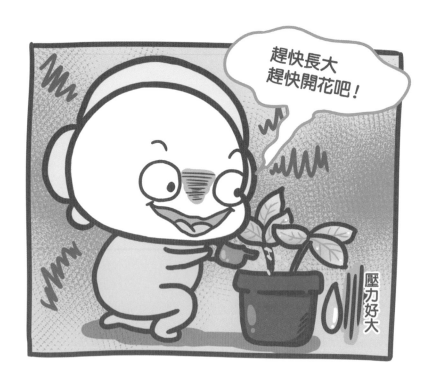

觀世音菩薩普門品

『觀世音菩薩普門品』應該不少人聽說過，但我是第一次知道，
而且還是我看的中醫師給我的，網路上一谷歌，不得了，好多人寫得好神奇，
讓我不得不相信，所以我也有乖乖的天天唸，大概一次唸完一本的時間
約15～20分鐘吧，然後唸完也是說一下迴向給自己跟先生，
希望觀世音菩薩保佑，能給我們健康平安有緣分的孩子。
但我唸了大概半年多，不曉得是不是心不夠靜，還是什麼的，
肚皮還是沒有消息，也許是我太著急了吧。
但為了不讓自己一直去想這件事，就想說暫時休息一下好了（其實是想偷懶）
不過網路上真的很不少成功的案例，所以如果信仰跟我一樣，
也想試的人可以試看看哦，搜尋「觀世音菩薩普門品」就會有滿多資料了哦。

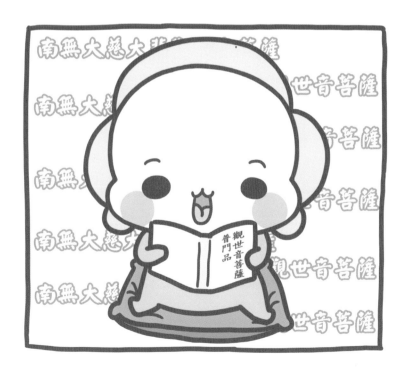

助孕日常行程

助孕的事情真的很多，一天如果要做全套，大概也要花上3～4個小時吧，這裡把我所做的助孕順序跟大家說，若要上班或是太忙的話就挑一兩個做即可。

早上唸普門品（15～20分鐘）

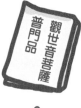

↓

下午3:00 運動30分鐘

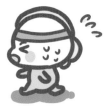

↓

休息20分鐘後
就去洗澡
然後吃晚餐

吃完晚餐休息1小時
泡腳 20～30分鐘

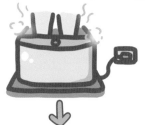

↓

艾草熏肚臍跟其他穴道
（約 30分鐘～1小時）

↓

按摩助孕穴道
（30分鐘～1小時）

↓

睡前助孕瑜珈
（5～10分鐘）

各 種 助 孕 物 品

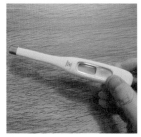

女性基礎體溫計

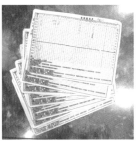

基礎體溫表

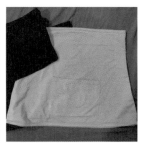

保暖肚圍

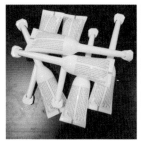

助孕潤滑劑

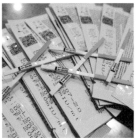

排卵試紙

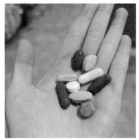

營養食品

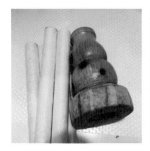

艾炙工具

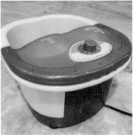

泡腳機

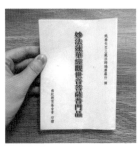

觀世音菩薩普門品

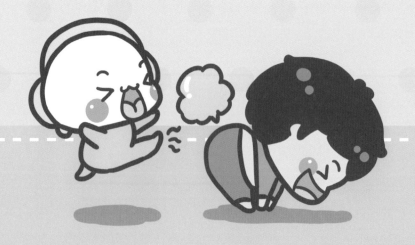

CHAPTER 6

夫妻之間的情趣
只差沒動刀

你永遠住在我心裡

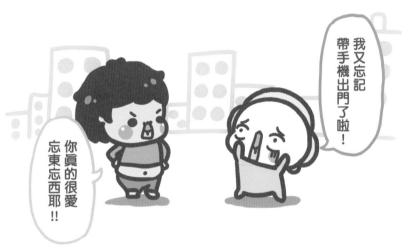

我又忘記帶手機出門了啦！

你真的很愛忘東忘西耶!!

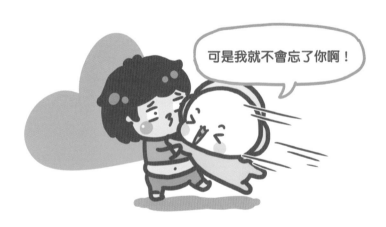

可是我就不會忘了你啊！

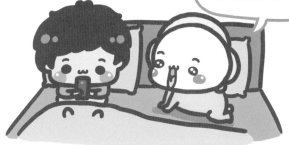

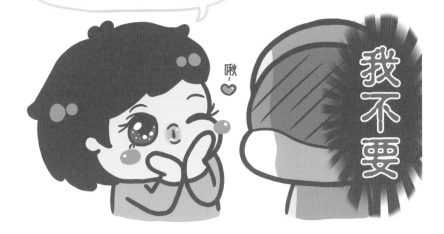

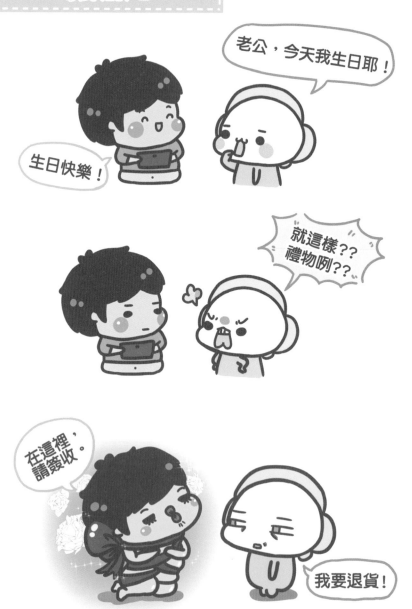

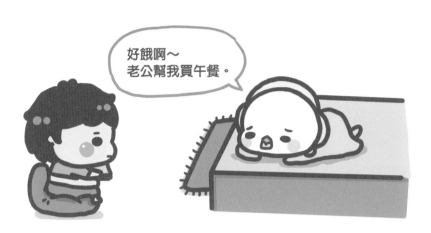

好餓啊～
老公幫我買午餐。

我去幫你買午餐。
你晚上要跟我那個喔！

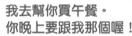

嘿嘿～

我拒絕性交易

我不要
!!

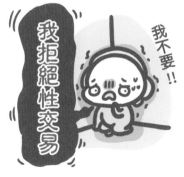

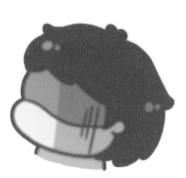

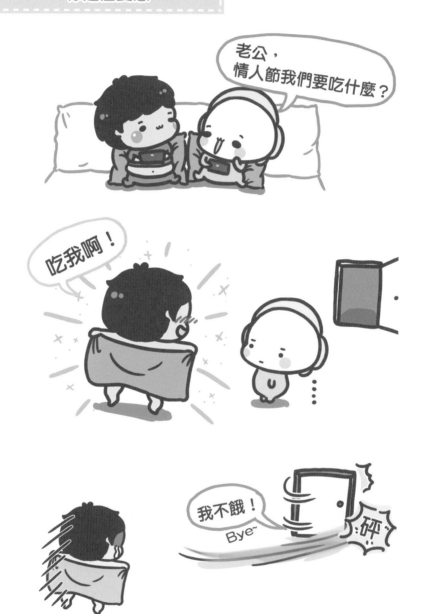

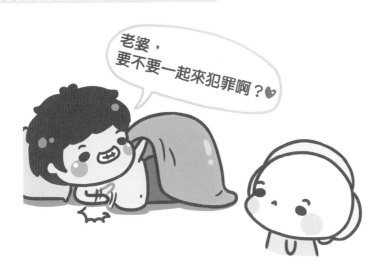

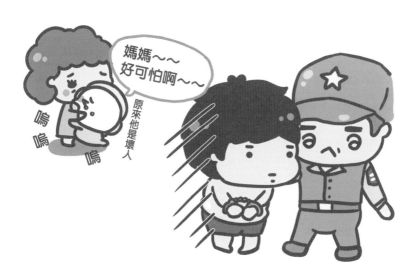

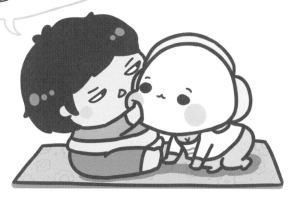

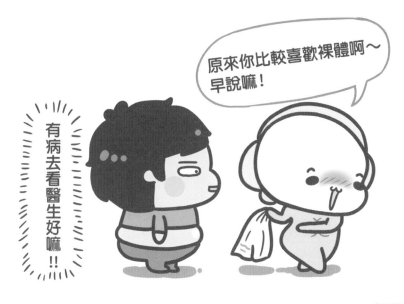

這些肉，你也有責任啊!!

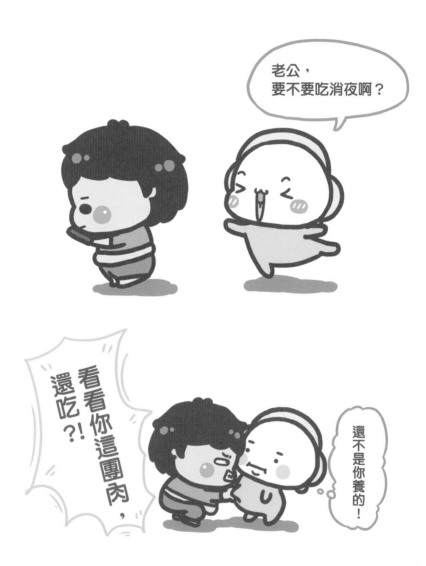

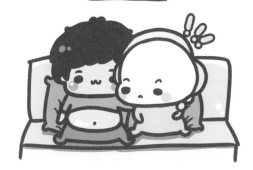

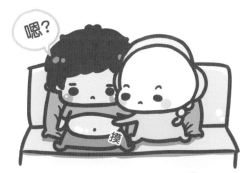

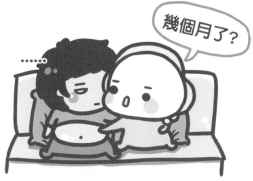

127

愈搞愈大的肚子!!

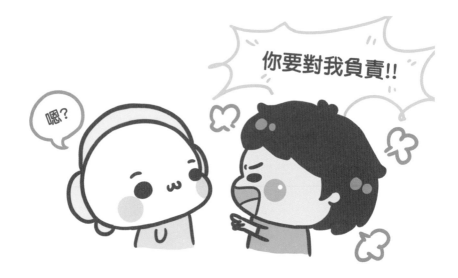

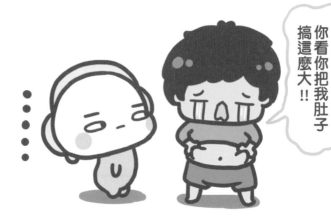

肚子大錯人了吧!!

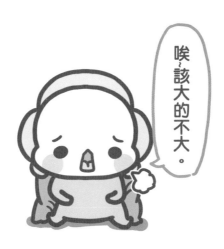

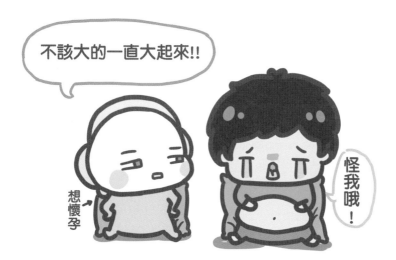

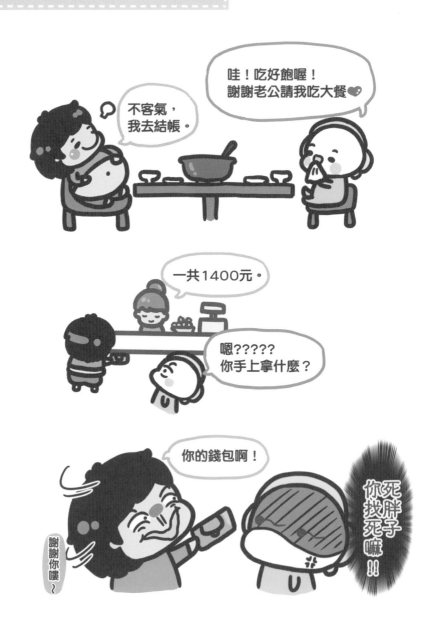

妳在幹嘛啊？

整理離家出走包啊！

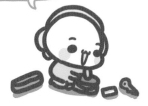

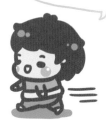

蛤!!準備那幹嘛？

那裡面放什麼？

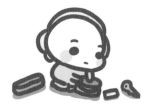

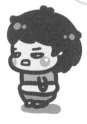

你的提款卡、信用卡、身份證、印章、護照、錢包啊！

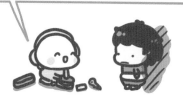

131

這點你最厲害

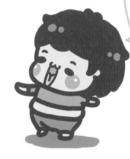

我老婆我真的很懂你耶！

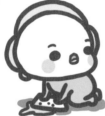

對啊！

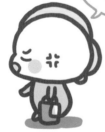

你真的很懂得
怎樣惹毛我!!

這點你最厲害

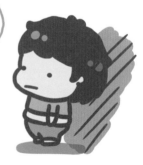

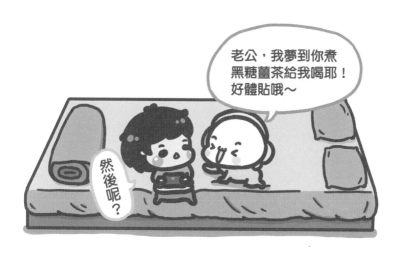

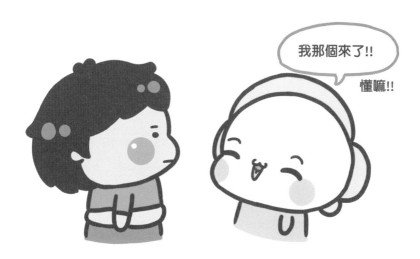

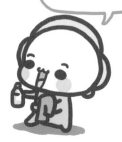

老公，你的外套跟水，記得帶哦！

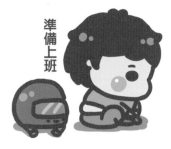

準備上班

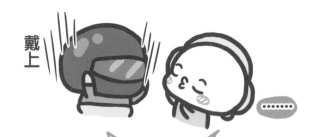

出門前親一個💙

戴上

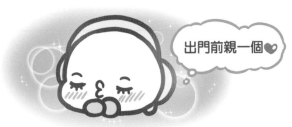

你不想親就說啊!!
何必這樣侮辱我!!

134

再生氣還是會心軟照顧他

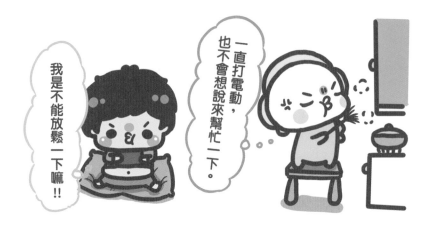

雖然常吵架又冷戰不說話......

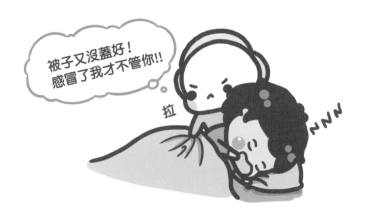

但就算再生氣，
還是會心軟擔心他。

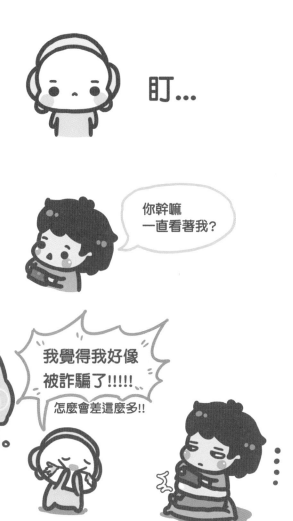

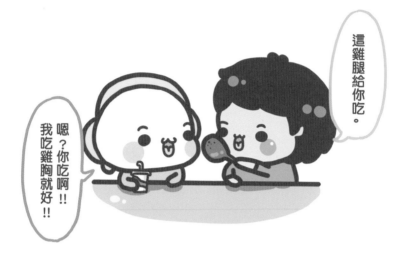

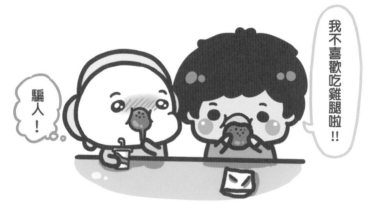

因為愛你，
才會把最好的留給你💙

心情不好

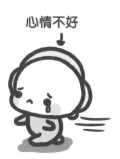

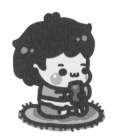

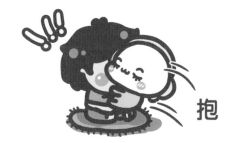

抱

幹嘛啊？

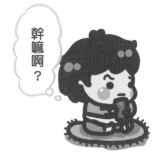

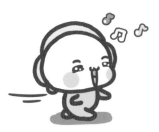

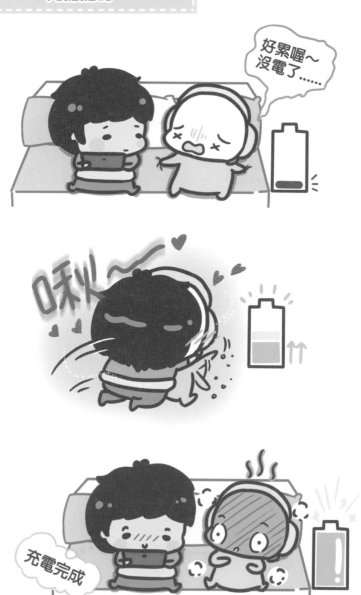

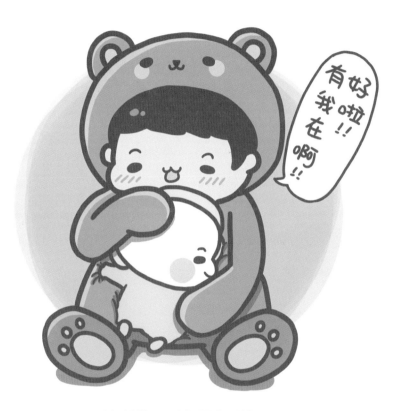

謝謝你，總是知道
在我難過時最需要什麼。

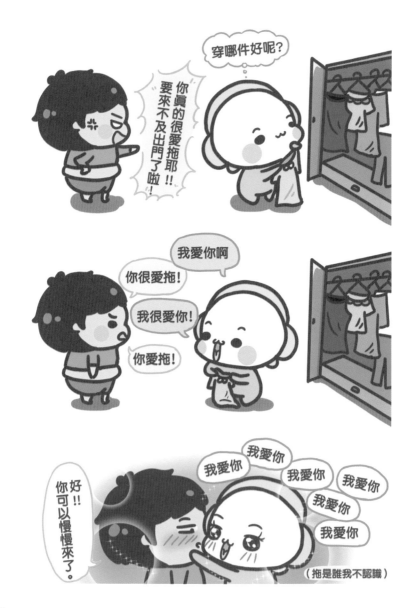

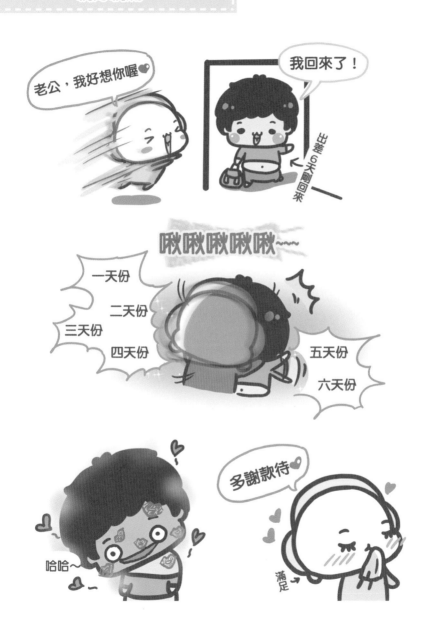

專屬安眠藥

翻來翻去

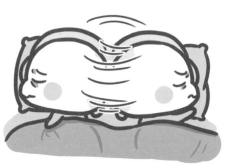

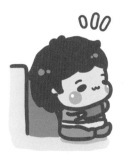

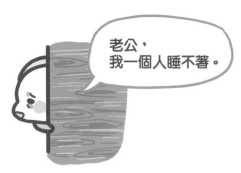

老公，
我一個人睡不著。

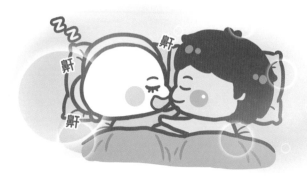

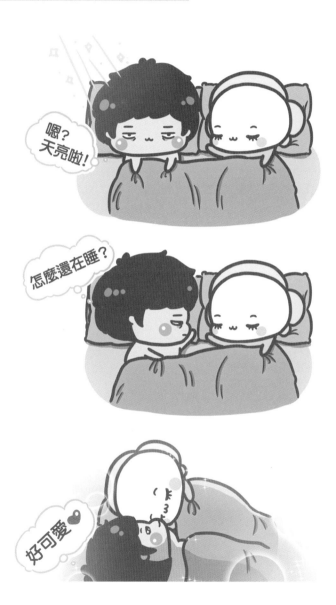

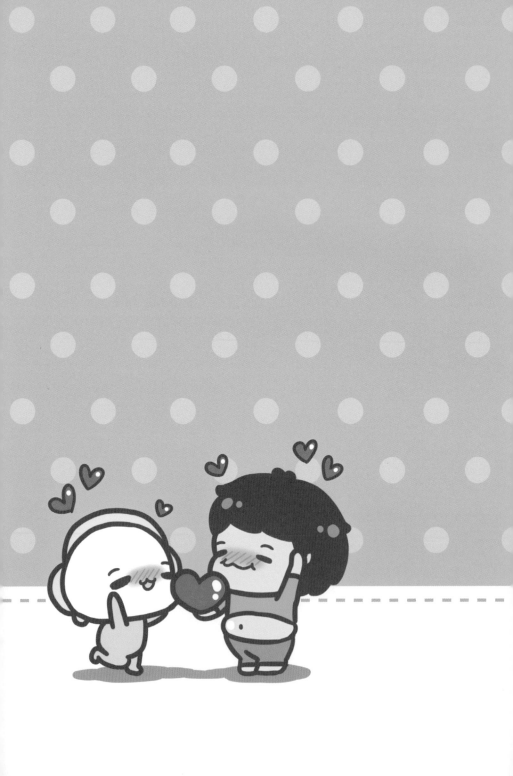

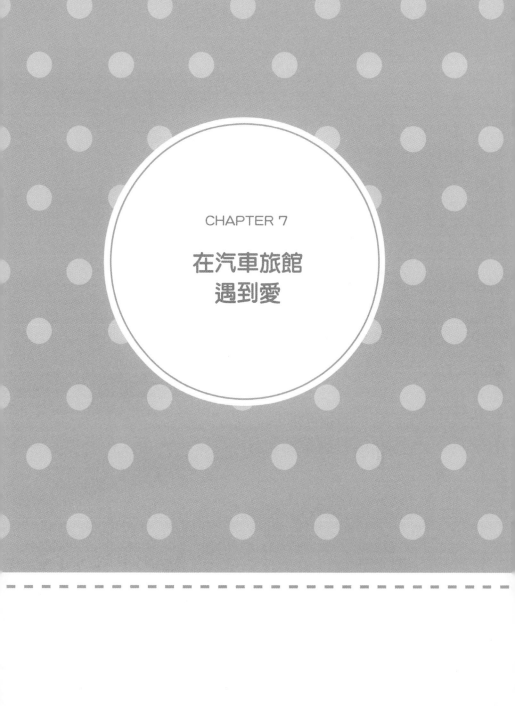

CHAPTER 7

在汽車旅館
遇到愛

在汽車旅館遇到 Love

我跟花公的第一次見面是在汽車旅館，別誤會我們不是做性交易（雖然最後被拐走了），也不是撿屍被拖到那裡去，話說老娘也沒本錢讓人撿(請讓我為胸前兩塊哭一下)。其實就是年輕時組一個團體，名字我也忘了應該很幼稚吧（也不過 5 年前的事這樣就忘，到底是有多痴呆啊我！）然後我們就很應景的辦了春酒，然後這個春酒就在汽車旅館辦，明明汽車旅館也沒吃的，只有八爪椅跟保險套啊，是要在上面開趴踢邊吃東西嗎？哦~不過好險還有KTV可以唱還不會太尷尬，然後有男有女不少人，感覺進來的時候外面服務人員用了奇怪眼神看我們，我們沒有要多P，也沒有吸毒，請安心好嘛！請不要叫警察杯杯抓我們（明明人家也沒懷疑，我自己在幻想什麼鬼）。

那為什麼明明同團的，卻沒見過面咧？因為聚會時我參加他沒參加，他參加時我又沒參加，就一直很沒緣分就對了，也不知道是不是月老後來喝醉了把我們倆綁在一起（而且還死結），所以才會第一次見到就在汽車旅館。但其實我第一次遇到他也不覺得有怎樣，可是抽禮物的時候還抽到他的（難道這就是莫名的機緣）。而他的禮物真的很爛爛爛，他竟然送水果肥皂（靠!!!也太沒誠意了吧），當時心中詛咒他上廁所沒衛生紙，拉拉鍊拉到皮痛死自己！但我表面上還是很假掰的笑笑說：「這禮物很實用啊，謝謝你喔~」（白眼到後腦勺）。

反正最後就是大家唱唱歌、拍拍照、抽抽禮物就這樣結束了，離開的時候他倒是很紳士的送我們離開，那時候剛好站在他旁邊，感覺他很高，偏偏我超不喜歡高的人啊！我就愛那種嬌小可愛臉白白、風一吹就會倒的男生，讓人有一種想保護他的感覺，然後還可以對他說，「來~別怕，有姊姊在！我保護你！」（我是每天都在幻想是膩，都要看精神科了我。）但人就是這樣，你越不想要的就越會得到，什麼狗屁吸引力法（白眼白眼白眼），講的好像很後悔跟他在一起一樣（沒有啦，老公~我很愛你的~啾咪）（趕快平反一下，是說也來不及了）。然後就回去默默的互加好友，這麼說FB也算我們的牽線人吧（感恩FB，讚嘆FB），但我總覺得花公第一眼就被我的美貌吸引了，只是他死不承認（我知道他是害羞不敢承認）。

148

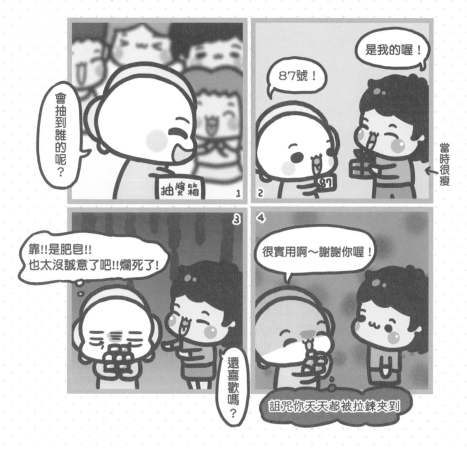

"為了愛 遠赴重洋"

我跟花公在一起的速度很快,從見面到在一起只有14天,明明前面講的對他很沒
興趣的樣子,還這麼火速的在一起!真的是不能小看月老綁線的功力啊(真是愛牽拖)!
一開始在一起後也不敢跟大家說,雖然曖昧得很明顯,大家也很鼓吹我們在一起,
殊不知早就腿勾腿口水換口水了,但甜沒多久,花公就要去澳洲打工度假了,
什麼神發展?才剛在一起就要去勾搭洋妞了嗎?好在花公真是好男人捨不得
丟我在台灣,直接約我一起去。但事情沒那麼簡單啊,老娘早在遇見他一年前就訂了
機票想飛去了,但阿母跟阿嬤不肯啊,我心裡掙扎許久後,還偷偷的拜神許願
(神明一定覺得這女人有病,這種事來拜託他們幹嘛),我總算開口問了阿母,沒想到阿母
一口答應,真是嚇死偶了!原來神明沒把我當瘋子,真的實現我的願望了
(結果是阿母很放心花公,覺得他會照顧我,但其實是我照顧他啊,阿母你搞錯了好嘛!!)。

然後因為當時我還有工作在身,所以花公先飛去澳洲,過了一個月才飛去找他,
這一個多月的相思苦真的很煎熬,真配服能遠距離戀愛的情侶,
有需要的時候該怎麼辦咧(到底多飢渴)?所以事隔這麼久一見面我們真的
上演了電影情節,衝上去抱著轉了2、3圈,又再口水換口水,而且還在大馬路上,
外國人一定覺得我們很浮誇,但沒辦法當時就覺得不轉幾圈對不起自己。

後來就在澳洲展開了我們的同居生活,同居了一段時間,也算是互相了解生活習慣了,
雙方試用的也很滿意,也不想要退貨,雖然我好幾次吵架都氣到要訂機票立馬
飛回來不管他,又或是開車開到一半氣到想上演跳車的戲碼,
然後再「床頭吵床尾合」的上演激情戲碼,最後又玩了半個澳洲才回國。
這段回憶一直是我最珍惜也最感謝的一段,沒有遇見花公的話,
我想我一輩子也不會有這些經歷吧,真是感謝月老幫我綁了死結呢(一直想扯到月老)。

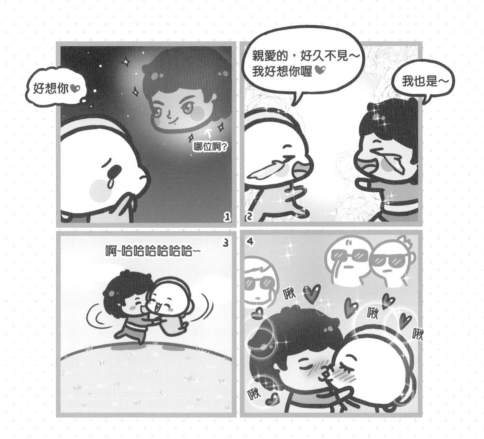

"不婚族"還是摔進3墳墓

澳洲回來後，雙方父母開始催促我們結婚，但偏偏老娘從以前就一直喊著不想結婚、不想生小孩（這大概是我的報應吧，講太多次了，老天爺可能以為我真的不想要，其實我也不過是開開玩笑嘛，老天爺這麼認真幹嘛呢，我說要中樂透也沒看你對我認真過啊！）。其實我是覺得兩個人在一起開心就好，結婚就要顧慮很多，自由也會少了很多，更何況經濟基礎還不夠好，總覺得可以再等等，但老娘就是耳根子軟（其實是受不了每次見雙方父母都要被唸一次），最後我還是點頭答應了，是說年紀也夠大了，是該有人推我們一把了。

但問題來了，花公沒求婚啊，我最期待的求婚沒有就要這樣嫁了我不服啊！所以我開始有意無意的提醒他應該要求婚這件事，還一直以為他會挑日子求婚，我就從聖誕節等到隔年西洋情人節、再等到中式情人節還是沒求，最後就撂下狠話：「如果婚禮前還沒求，老娘就不嫁了。」

殊不知，其實他策畫求婚很久，而且還聯合當初在汽車旅館的所有男女生朋友，把我騙到汽車旅館，說是開女生的單身派對趴，結果一進門就把我蒙眼抓去換衣服，原來他怕我覺得醜，還先幫我買了一套小禮服，讓我在被求婚的時候也可以漂漂亮亮的（但沒想到我當天幾乎素顏去的），而且他還製作了一個影片，地上鋪滿了愛心玫瑰花和蠟燭，影片播完有人舉牌出來，他再拿著麥克風跟一束花出來跪著求婚。老實說，我這真沒想到他這麼用心，我其實說要求婚但不用搞這麼大陣仗啊！但說歸說，我當天可是哭到唏哩嘩啦的，感動到當場想把他撲倒（是有沒有這麼急!!）所以這男人平常不浪漫，一浪漫起來真的是加倍甜死人。話說這件事，身邊的人都知道，包括我媽跟我阿嬤，只有我被蒙在鼓裡，我竟然一點都沒發現，真是不能小看牡羊座!!（這樣也可以扯到星座）

最後就這樣結婚了，話說結婚的過程真的是勞心又勞累，我大概就是從那時候開始經期就更加的亂到不行了吧！當初應該聽媽媽的話公證就好，結婚習俗什麼的真的是好可怕，尤其是某某親戚又說了什麼習俗一定要，不然會怎樣怎樣（到底是誰的婚禮?啊當初不是說交給年輕人做就好了，所以這種話以後還是少相信，大概跟紅包媽媽幫你存起來一樣道理，無奈啊！）。

152

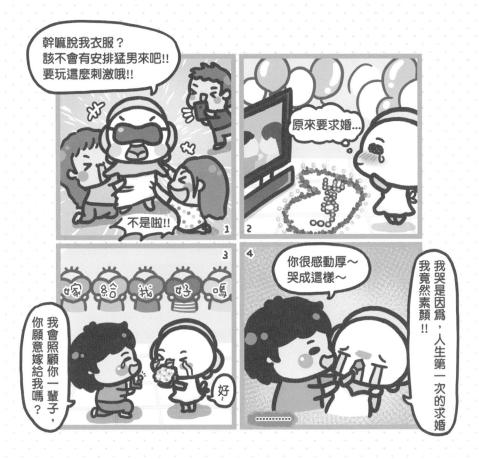

153

蜜月來去看歐若拉

整個結婚我最期待就是蜜月了！我從以前就說一輩子一定要看一次極光，而且人家說看到極光會幸福幸運啊！為了我們倆的人生一定要去看!!看極光有好幾個地點可以去，最後我們選擇了冰島，然後因為飛冰島有幾個地方可以轉機，花公就說在英國轉吧！我還想說英國有什麼好玩的，沒想到英國有哈利波特影城，電影場景跟拍片過程都有，身為哈利波特迷怎麼能錯過？所以我立馬說我們從英國飛冰島，還把原本的14天蜜月，一口氣改成28天蜜月，玩個夠本！但花公很吐血就是了，還花了改機票錢。

在英國跑了不少景點，因為我有做旅遊小冊子，封面大大印著蜜月的英文，看到的人都會對我們說恭喜、對我們笑，讓人覺得英國真是好棒棒的地方啊（除了他們食物跟物價不是很吸引人外）！當然我愛的哈利波特也沒讓我失望，為了這個，我在出發前又重看了一次全部的電影回味一下。

玩完英國後就飛往冰島了，英國的物價已經高得嚇死人，沒想到冰島的物價才真的高到讓人倒退百步，但冰島的美我真的無法形容，雖然著名景點的人會很多，不過我們是自己租車環島，離開市區後，人就愈來愈少了，景色也是愈來愈仙境，不過冰島氣候真的是變化無常，上一秒出太陽，下一秒馬上下大雪到無法開車，而且我每天都遇到一件刺激嚇死人的事，還遇到路邊有人翻車去幫忙救援，還有我們自己車子撞到石頭，或是差點卡在半路之類的事情......要去的人還是要注意安全啊。

最重要的極光我們當然也看了4天，真的是很幸運了！我們也無法忘記看到極光時的那種感動跟快被凍死的身體，不要小看冰島的冬天，尤其是夜晚，極光在舞動的時候真的很奇妙，黃色、紅色又綠色的，變化顏色的速度很快，真的就像在天空跳舞一樣美妙，真的一輩子要去一次，很值得，我們說好以後一定要孩子來看看這種大自然的美。所以當我們的孩子很幸福哦，趕快來找我們吧（不知道這種賄賂有沒有吸引力）！

在蜜月的時候看到很多小孩的東西很可愛，又覺得自己應該回來馬上會懷孕了，所以買了不少小孩的東西，結果一放就是兩年了，還是沒用上，有時候會看看那些東西難過，心想我的孩子到底什麼時候會來呢？媽媽把你的東西都準備好了呢！

154

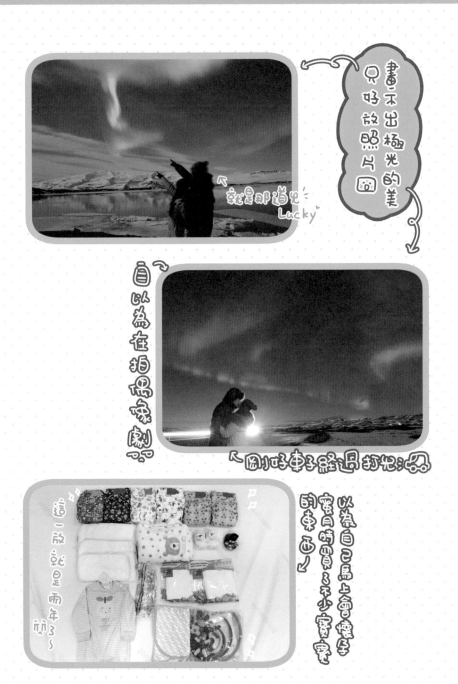

畫不出極光的美
只好放照片囉

就是那道兜
Lucky

自以為在拍偶像劇

剛好車子經過打光泡

以為自己馬上會懷孕
蜜月時小貝~不少寶寶
的東西

這一放就是兩年了~砅

From 耍花招

大家好，我是耍花招

當初知道要出書，我第一個念頭就想到要畫求子的書，

因為在粉絲團PO出我的經歷後，馬上就有上千上萬的

留言與私訊，我才知道原來有這麼多人跟我有類似的遭遇，

許多人說著他們的經歷還對我打氣加油，我受到很多人的

鼓舞，看著大家的故事，我很難過，也很不捨，為什麼老

天爺要這樣，有這麼多愛孩子想要孩子的人啊，為什麼不

讓他們順利有孩子呢？每當看到新聞又爆出虐兒棄嬰的事，

我除了氣憤難過還能做什麼，多麼希望那孩子是給我們生，

我們一定會好好的疼愛他，相信這也是所有求子夫妻的心

聲吧!!

寫書的過程中，一開始真的很痛苦，每一頁都要回憶那段

心痛的過程，邊畫邊哭，一直懷疑自己能不能完成，能不

能堅持下去，但我真的很希望能幫助到更多人，希望大家

都能求子成功，所以擦擦淚擤完鼻涕又繼續畫，好險我還

有一個會逗我笑的老公，邊哭邊笑讓這本書不至於太苦悶。

最後真的真的很感謝一直以來支持我的粉絲，三年多了，

從一開始的正能量圖到現在的夫妻情趣，謝謝你們的不離

不棄，謝謝你們陪著我成長，我會繼續努力畫更多更好的

圖給你們看，帶更多作品給你們的。

祝大家永遠開心又順心，求子夫妻，好孕快快到，愛你們。

小花

From 花公

大家好，我是花公，

書裡面的故事，都是我跟耍花招的真實故事，當初知道小花有了寶寶心裡很開心，只是後來寶寶沒了，當我聽到這消息，當下雖然沒有哭，但內心其實是非常難過，我知道小花一定比我更難過，畢竟她是那麼的期待，而且寶寶是在她的肚子裡，現在卻突然沒了，這一切來得太快，我也知道小花一定一下子沒辦法接受，雖然我很難過，但我沒辦法表現出來，我只能堅強起來安慰她。

經過了一段時間，雖然孩子沒了，但現在我們都還是繼續努力著，我們只是把我們的經驗和故事試著在粉絲團分享，沒想到原來有許多人也我們的遭遇類似，所以小花希望藉由我們的事來去幫助到更多想懷孕的夫妻們。

最後我和耍花招想跟那些正在努力想懷孕的夫妻們說：「一起加油，孩子一定會來到這世上找我們的，我們可不要先放棄啊!!」

花公 vincent

謝謝你 回到我們身邊

在這裡跟大家說個好消息,我懷孕了,孩子回來我們身邊了,在畫完這本書交稿給出版社後約2個月,我驗到了兩條線,當下真的不敢相信自己的眼睛,瞬間崩潰大哭,我拿著驗孕紙對著肚子說:「孩子,謝謝你回來,謝謝你選我們當你的爸媽,也謝謝老天爺看到我們的努力,我們一定會好好珍惜的。」

由於書的內容都是我備孕當時所畫的,也是我當時的心情,所以我不想做更改,我想用最真實的心情告訴大家求子夫妻所付出的心血與努力,還有一直以來的期待又受傷的心情,希望可以讓更多人明白自己擁有的,是許多人期盼很久也難以得到的,真心希望你們珍惜。

求子夫妻們,我成功懷上孩子了,這真的讓我體會到備孕這條路很辛苦,心情上更是難過又痛苦,我知道還有很多人走得比我更久更辛苦,我真心的希望你們都能順利懷上孩子、順利的擁有自己的寶貝,等待很苦,但只要那一刻到來,一切就真的值得了,希望這本書能幫助到你們,我真心的祝福。

耍花招夫妻 *Louis Vincent*